健康一家人丛书

拒癌千里
从吃开始

总主编　戴　霞
主　编　成丽娟
　　　　仇玉平

U0264693

中国医药科技出版社

内容提要

本书紧紧围绕癌症与饮食的关系展开叙述。第一章简要介绍癌症的发生、发展、诊疗和预防保健，特别是饮食调节的方法和原则，使读者对癌症有一个整体和直观的认识。第二章讲述当前健康饮食的趋势——素食对于预防癌症的重要意义。第三章重点介绍癌症预防和调养的重要食材。第四章至第十四章分别对目前比较常见的十一种癌症危险信号做了特别的提醒，并全面回答了癌症患者所关心的各类饮食问题，希望您能从本书中找到适合自己的饮食调理方法，轻松面对癌症。

图书在版编目（CIP）数据

拒癌千里　从吃开始 / 成丽娟, 仇玉平主编 .—北京：中国医药科技出版社，2015.3
（健康一家人丛书 / 戴霞总主编）
ISBN 978-7-5067-7160-3

Ⅰ.①拒…　Ⅱ.①成…②仇…　Ⅲ.①癌 - 食物疗法　Ⅳ.① R247.1

中国版本图书馆 CIP 数据核字 (2015) 第 008875 号

拒癌千里　从吃开始

美术编辑　陈君杞
版式设计　大隐设计

出版　中国医药科技出版社
地址　北京市海淀区文慧园北路甲 22 号
邮编　100082
电话　发行：010–62227427　邮购：010–62236938
网址　www.cmstp.com
规格　710 × 1020mm $^1/_{16}$
印张　13
字数　154 千字
版次　2015 年 3 月第 1 版
印次　2015 年 3 月第 1 次印刷
印刷　北京市密东印刷有限公司
经销　全国各地新华书店
书号　ISBN 978-7-5067-7160-3
定价　35.00 元
本社图书如存在印装质量问题请与本社联系调换

总 序
Zong Xu

人们常说，健康是人生第一财富。健康是 1，爱情、事业、金钱等等都是 1 后面的零。有了健康，一切皆有可能；没了健康，"神马都是浮云"。正如世界卫生组织《维多利亚宣言》所云：健康是金，如果一个人失去了健康，那么，他原来所拥有的和正在创造即将拥有的一切统统为零！

当前，健康问题威胁着中国亿万普通家庭，高血压、糖尿病、高血脂、心脑血管病、癌症等各种慢性病的高发，破坏了很多家庭的幸福与安宁。特别是儿童肥胖症、高血压，患了成人病；年轻人高血脂、冠心病，患了老年病。亚健康成了普遍现象、流行病提前得病，出现提前衰老的趋势。我们不禁要问，是谁偷走了家人的健康？

你可能想象不到，健康问题很大程度上跟饮食有关系。世界卫生组织的调查结果显示，一个人的健康状况有 60% 取决于个人生活方式，也就是说饮食生活起居这些看似平淡无奇的习惯，尤其是饮食因素，塑造和改变了我们的身体素质和健康水平。如果按目前我国的人均寿命 75 岁来计算，人一生进食大约 8 万餐次，吃进去的食物累加起来大约有 50 吨。这么庞大的食物量对人体所起的作用绝对是超乎我们想象的。俗话说，人是铁，饭是钢。饮食是健康必需，但同时又是一把"双刃剑"。健康是吃出来的，而当前困扰亿万家庭的亚健康和慢性病，很多也是吃出来的。

世界卫生组织指出，合理膳食、适量运动、戒烟限酒、心理平衡是健康四大基石。遵循这 16 个字，可以使高血压发病率减少 55％，脑卒中、冠心病减少 75％，糖尿病减少 50％，肿瘤减少 1/3，平均寿命延长 10 年以上。其中"合理膳食"

被排在第一位,可见重塑健康的饮食生活习惯是解决一家人健康问题的灵丹妙药。请记住,最好的药物是食物,最好的医生是自己,最好的治疗是预防,饮食是打开健康之门的金钥匙。那么,吃什么,怎么吃,才能吃出健康,吃走疾病呢?那就请你跟随我们的脚步,一起探究健康饮食的奥秘吧。

家永远是我们人生驿站中的温暖港湾,因为家里有我们亲爱的父母、孩子、兄弟姐妹。"一家老小都平平安安、健健康康的"相信是每个平凡人最大的愿望。做一家人的营养师,呵护一家老小的健康,正是我们编写这套《健康一家人丛书》的初衷。

这套丛书精选了15个与家人健康息息相关的专题,分列为15个分册,有《养肾的黄金饮食》《养脾胃的黄金饮食》《养肝吃喝有学问》《不上火就这么吃》《越吃越瘦的秘密——瘦身宝典大揭秘》《怀孕了怎么吃——备孕怀孕坐月子营养全攻略》《新妈妈的健康月子餐》《让宝宝爱吃饭》《战胜糖尿病 从吃开始》《战胜高血压 从吃开始》《战胜高血脂 从吃开始》《拒癌千里 从吃开始》《战胜痛风 从吃开始》《吃出百岁老人》《美丽有方 驻颜有术》。

丛书编写委员会由山东中医药大学及其附属医院从事营养学理论及临床教学与研究的一线专家教授组成。他们既深谙现代营养学,又有深厚的中医学理论功底,在书中游刃有余地将现代营养学最新研究成果与祖国传统饮食营养学精髓有机融合在一起,充分体现了中西医结合的优势与特色。

鉴于水平所限,书中不当之处敬请批评指正。

戴霞

2015 年 1 月

Qian Yan —————————— 〔前言〕

　　谈到癌症，几乎是21世纪所有人类共同的梦魇，在十大死亡原因中一直高居榜首。癌症威胁人类的健康已经到了猖獗的地步，同时我们每一个人也无法置身度外，必须正视癌症的可怕，及早准备，及早预防，以免遭受癌症病魔的侵袭。

　　本书从各种专业的角度来分析探讨癌症形成的原因与治疗方向。这么多医学专家、学者所得到的共同结论是：治疗与预防癌症最根本的方法是改变饮食习惯，断肉吃素。譬如说一个人中毒，光靠医师开的药物解毒，自己却每天在吸毒，这种患者永远好不了。同样的道理，再高明的医师，再昂贵的药物，如果癌症患者不能改变饮食，改善生活习惯，每天仍大鱼大肉地吃，癌症是不可能根治的。书中包含了我们对专业医学知识的运用和长期临床实践经验的总结，希望本书的内容能让读者感受到：原来自己正是癌症的罪魁祸首，我们每日三餐的食物正是癌症形成的祸根。明白了癌症的因果，我们会恍然大悟，唯有自己才是最好的医师，回归自然健康的饮食，才有机会转危为安，战胜癌症。

编者
2015 年 1 月

Mu Lu ——————— 目录

1 第一章
癌症——吃出来的病

2 第二章
拒绝癌症——提倡素食

3 第三章
有所食有所不食——抗癌的功勋食材

4 第四章
拒绝肺癌

5 第五章
直面肝癌

12 第十二章
吃出来的健康——拒绝胰腺癌

13 第十三章
吃出来的健康——拒绝大肠癌

14 第十四章
一粥一饭总关情——拒绝肾癌

三、预防肾癌维持人体元气的食（药）材 / 172

附录

乍一看这个题目，着实让人吓一跳。吃喝还能得癌症？让我们先从认识癌症开始本书的内容，慢慢了解癌症与饮食及饮食习惯的关系。每种常见癌症与哪些饮食因素有关？预防和治疗这种癌症的食材有哪些？饮食治疗原则有哪些？食谱有哪些？希望读者看完本书后能正确解决上述疑问，做到健康饮食，远离癌症！

第一章
癌症——吃出来的病

一、认识癌症

（一）什么是癌症

癌症，又叫恶性肿瘤。要认识癌症需要从了解什么是肿瘤开始。肿瘤是机体的正常细胞在不同因素的长期作用下，遗传基因突变，致使细胞持续性异常分化和增生所形成的新生物。

（二）如何分类

根据肿瘤对人体的影响，可分为良性肿瘤与恶性肿瘤。良性肿瘤一般呈膨胀性或外生性生长多见，生长速度通常缓慢；肿块的周围多有一层完整的纤维性包膜，一般不侵袭周围组织和器官，与周围组织一般分界清楚，与周围的其他组织不粘连；主要引起局部压迫或阻塞，除生长在要害部位外（如脑瘤），对机体影响较小；良性肿瘤触摸起来有滑动感，通常可推动；大多可以完整切除，质地与色泽接近正常组织，很少发生坏死和出血；术后一般不复发，不发生远处转移。恶性肿瘤生长速度较快，常无止境；癌细胞还可伸向邻近正常组织，浸润性生长，并从周围正常机体组织吸取营养；与周围组织紧密粘连，一般分界不清楚，常无包膜，摸起来固定不动；质地与色泽通常与正常组织差别较大，常发生坏死、出血和溃疡；恶性肿瘤一般有侵袭性和转移性，术后常易复发；对机体影响较大，除压迫局部正常组织和阻塞正常结构外，还破坏原发处和转移处的组织结构，引起坏死、出血及合并感染，甚至造成恶病质，最终危及生命。

恶性肿瘤又分为癌和肉瘤，来源于上皮的恶性肿瘤即人们日常提及的癌，占所有恶性肿瘤的 90% 以上；而肉瘤则来源于间叶组织（包括结缔组织和肌肉）。

恶性肿瘤细胞的特征有 3 点：癌细胞丧失原有的功能和形态特征；癌细胞本身不受机体正常生理调控而无休止、无秩序地分裂和繁殖，超常增生，形成肿块；癌细胞还具有向周围组织侵袭和向远处组织转移的能力，并在这些器官继续生长繁殖。也就是说恶性肿瘤的临床表现是以局部肿块为特征的全身性疾病。在局部破坏正常的组织与器官，并向周围组织侵犯；并具有远处转移的特征，常转移到重要的生命器官，会破坏机体重要脏器的功能，引起人体的生理功能和代谢发生紊乱，引起全身一系列不良反应直至衰竭，最终导致人死亡。

（三）流行情况

恶性肿瘤是当前危害人类健康的主要疾病，目前全球每年新发癌症患者人数超过 1000 万。恶性肿瘤的发病率及病死率持续升高，我国每年发病例数约为 160 万，死亡约 130 万。原卫生部公布的 2006 年城乡居民主要死亡原因统计显示，恶性肿瘤已经超过心脑血管病，成为中国人死亡的第一位病因。

平均每死亡5人中，就有一人死于恶性肿瘤。每200个家庭中，就有一个家庭遭受恶性肿瘤发生或死亡的打击。男性恶性肿瘤发病率、死亡率较高的为：肺癌、胃癌、肝癌、结直肠癌、食管癌；女性恶性肿瘤发病率、死亡率较高的为：乳腺癌、肺癌、结直肠癌、胃癌、肝癌。许多人都有过这样的经历：身边的亲人、同事、亲朋好友，突然得了某种癌症，我们身边的癌症患者越来越多。那么癌症的病因是什么？日常生活中如何预防？癌症到底能不能治愈？这些都成为人们越来越关注的问题。

（四）病因

恶性肿瘤的病因尚未完全确定。虽然众说纷纭，但有两点共同认识：一是多年来通过流行病学的调查研究及临床观察，发现环境对人类恶性肿瘤的发生有极其重要的影响，80%以上的恶性肿瘤是外环境起决定性作用。二是恶性肿瘤是多种因素长期综合作用的结果，机体的内在因素在肿瘤的发生、发展中也起着重要作用。

外环境在恶性肿瘤的发病中，以化学因素最常见和最重要，这些致癌化学因素与人们日常生活密切相关。机体内在因素中，与肿瘤致病原因密切相关的因素主要有遗传易感性和免疫缺陷。常见的化学、物理及内在致癌因素有以下几种。

（1）烟草：全球肺癌病例80%~90%由吸烟引起，吸烟还可导致口腔癌、喉癌、食管癌等。烟草燃烧的烟雾中含有许许多多的微小颗粒，其中焦油、烟碱等成分含有多种致癌化合物。

（2）有机农药：其生物学作用类似X射线，可致肺癌及造血系统肿瘤等。因此，要避免食用被农药污染的粮食、水果及蔬菜。

（3）煤焦油、石油炼后余渣、沥青等：这些物质中含有稠环芳烃类化合物，如苯并芘等有致癌作用。与此类物质经常接触的工人易患皮肤癌与肺癌。

（4）亚硝胺类化合物：在水分高而盐分低的咸菜、酸菜中，用亚硝酸盐做保护剂的咸鱼、咸肉制品中（咸鱼、火腿、腊肉），烟熏食品中均含有亚硝胺与亚硝酰胺类致癌物，经常食用腌制食品与食管癌、胃癌和肝癌的发生有关。因此，对这些风味独特的腌制、烟熏食品还是敬而远之，少吃为妙。

（5）黄曲霉素：致癌物黄曲霉素容易污染粮食和水质，多存在于霉变粮食及被污染的水源中。经常饮用污染的水和食用发霉的粮食，可诱发肝癌、肾癌、胃癌及结肠癌。

（6）过量饮酒：任何酒类均含有浓度不等的酒精——乙醇，不管饮用白酒、红酒、啤酒，还是我国民间流行的黄酒及米酒，只要每天饮用酒精超过40克，即为过量或大量饮酒。乙醇的代谢产物乙醛具有致癌性，过量饮酒与咽喉癌、食管癌、胰腺癌及肝癌有关。

（7）电离辐射：由于X线防护不当所致的皮肤癌、白血病、乳腺癌及甲状腺癌等，一度成为放射工作者的职业病，也称为医源性致癌。

（8）紫外线：过度接受紫外线照射，可引起皮肤癌。X线和紫外线均属于常见的物理致癌因素。

（9）某些病毒、细菌感染：与癌症密切相关的主要为致癌病毒，如EB病毒与鼻咽癌、伯基特淋巴瘤有关；单纯疱疹病毒、乳头状瘤病毒反复感染与宫颈癌有关；乙型肝炎病毒感染与肝癌密切相关；C型RNA病毒则与白血病、霍奇金病有关；另外，大约5%的胃部幽门螺杆菌感染病例会发展成胃癌；埃及血吸虫可致膀胱癌，华支睾吸虫感染与肝癌有关，日本血吸虫病可引起大肠癌。

（10）遗传因素：遗传与人类肿瘤的关系比较复杂，已知的单基因遗传肿瘤有视网膜母细胞瘤和肾母细胞瘤。其他肿瘤有遗传倾向性，即有一定的家庭聚集倾向，有癌症家族史（特别是父母、兄弟姐妹等一级亲属患癌症）的人，其患癌症的几率是其他人的几倍。许多癌症患者均伴有不同程度的癌症家族史，他们均具有"遗传易感性"。比如，我国广东、福建地区鼻咽癌高发，移居美国后其后裔鼻咽癌的发病率仍然为当地美国人的几十倍。结肠息肉癌、乳腺癌、胃癌、肝癌等均具有明显的遗传倾向性。

（11）免疫缺陷：免疫缺陷者易发生恶性肿瘤。如丙种球蛋白缺乏症患者易患白血病和淋巴系统肿瘤；获得性免疫缺陷综合征（艾滋病）患者易发生 Kaposi 肉瘤及 B 细胞淋巴瘤。行器官移植的患者，因需要长期服用免疫抑制剂来对抗机体的排斥反应，免疫功能非常低下，患癌症的危险是正常人的100 倍。

（12）内分泌因素：激素紊乱与癌症也有关，较明确的有雌激素和催乳素与乳腺癌有关，雌激素过高与子宫内膜癌的发生有关等。

（五）预防

1. 癌症可以预防吗

答案是肯定的。癌症的发生、发展是一个漫长的过程。从第一个癌细胞出现，发展到对人的生命构成威胁，需要经过相当长的时间。随着人类对癌症这一顽症认识的不断深化，逐渐意识到肿瘤预防的重要性，预防是对抗癌症最有效的武器。已被科学研究证实并且逐渐被医学界认可的观点是：1/3 的癌症可以预防；1/3 的癌症如能及早诊断，则可能治愈；剩余的 1/3 癌症患者通过合理而有效的姑息治疗，可以减轻痛苦和延长生命，生存质量得到改善。癌症预防的最终目的，就是降低癌症的发生率和死亡率。可以通过三级预防措施达到这一目的。

2. 什么是癌症的三级预防

一级预防（病因预防），其目标是防止癌症的发生。通过研究各种癌症病因和危险因素，针对致癌、促癌因素和体内体外的致病条件，采取预防措施。如针对肝癌通过"防水、防霉、防肝炎"及使用乙肝疫苗，使肝癌发病率下降。通过采取戒烟措施可以明显降低肺癌的发病率，这一观点已经得到全世界的认可。癌症发生的危险性和体重指数增加正相关，在美国，约20%的癌症死亡与超重或肥胖直接相关，这使得肥胖成为除吸烟以外的第二大致癌病因，可以通过减肥来降低癌症发病率和死亡率。

二级预防（临床前预防或"三早"预防），其目标是阻止初发癌变的进一步发展。需要通过防癌科普宣传，使更多人了解癌症的早期表现，及时采取针对癌症的"三早"（早期发现、早期诊断、早期治疗）措施，以阻止或减缓疾病的发展，恢复健康。如对有乙肝病史的人群，采取定期普查 AFP 和肝脏 B 超，可以早期发现 1 ~ 2cm 小肝癌，小肝癌可以手术切除，切除后 5 年生存率达 50% ~ 70%。

三级预防（临床期预防或康复性预防），其目标是防止病情恶化。采取多学科综合诊断和治疗，正确选择合理的诊疗方案，尽早控制病情，尽力恢复生理功能，促进身体康复，使患者提高生活质量，甚至重返社会。

3. 几点防癌建议

癌症的预防贵在提高意识，请记住以下几点防癌建议：

（1）选择健康的生活方式，改变一些不良的生活习惯，远离烟酒。

（2）改善饮食结构，尽量做到均衡饮食。

（3）加强环境保护，减轻环境污染。

（4）适当锻炼，以增进身心健康。

早期癌症生长缓慢，只要留心一些早期异常信号，人们就有足够的时间去发现它并迅速加以治疗，把它消灭于"萌芽"阶段。

4. 警惕癌症"十大危险信号"

癌症的早期发现，主要依赖于人们提高警惕，学会自我检查，自我发现。虽然恶性肿瘤发病隐匿，早期不易发现，但很多人还是会有不适的感觉。中国医学科学院根据我国的发病情况，提出下列十大与癌症有关的症状，作为引起人们对癌症注意的信号，特别是35岁以上的人更要注意。

（1）体表或表浅部位逐渐增大的肿块（淋巴瘤、头颈部肿瘤）。

（2）长期消化不良、进行性食欲减退、消瘦、食后上腹部饱胀感又未找出明确原因（消化道肿瘤）。

（3）吞咽食物时胸骨后不适感、哽噎感（食管癌）。

（4）持续性咳嗽，痰中带血；不明原因的声音嘶哑，日益加重（肺癌、喉癌）。

（5）耳鸣、听力减退、鼻衄、抽吸性血涕（鼻咽癌）。

（6）中年以上的妇女出现月经期外或绝经期后的不规则阴道出血、分泌物增多（俗称白带增多），特别是接触性出血（宫颈癌、子宫内膜癌）。

（7）大便习惯改变，或有大便潜血、便血、无痛性血尿（结肠癌、直肠癌、肾癌、膀胱癌）。

（8）身体任何部位，如舌头、颊黏膜、皮肤等处久治不愈的溃疡（口腔癌、皮肤癌）。

（9）黑痣、疣短期内增大，色泽加深，脱毛，痒，破溃等（恶性黑色素瘤、皮肤癌）。

（10）原因不明的体重减轻或低热（肿瘤、白血病等）。

出现上述不良症状与体征时，不一定就是癌症，但应高度警惕癌症的可能性，既不能草木皆兵，也不可掉以轻心，应及时去医院做有关检查，排除癌症的可能。只要患者细心观察就可以发现癌症的蛛丝马迹，以便得到早期诊断和治疗。

5. 积极治疗癌前病变

了解与癌症有关的原有慢性疾病，所谓癌前病变就是继续发展下去具有癌变可能的某些病变。

（1）食管上皮重度增生。

（2）胃黏膜的不典型增生、化生和萎缩性胃炎。

（3）慢性肝炎和肝硬化。

（4）多发性家族性结肠、直肠息肉病及溃疡性结肠炎。

（5）黏膜白斑病、皮肤慢性溃疡、瘘管、增殖性疤痕（特别是化学药品烧伤引起的疤痕）、老年日光性皮肤角化病。

（6）重度宫颈糜烂。

（7）囊性乳腺病。

对于上述癌前病变要尽早治疗，阻止其进一步发展成癌症。例如通过用中药和维胺酯治疗，可使食管上皮重度增生患者的癌变率下降50%。

6. 重视癌症高危人群及癌症易感人群

肝癌高危人群（40岁以上，乙肝表面抗原阳性或有慢性肝炎病史）每3个月行甲胎蛋白（AFP）检测和肝脏B超检查；肺癌高危人群（40岁以上男性，吸烟指数＞400者，从事特殊职业者如石棉厂工人或矿工）定期行胸部X线拍片或透视；胃癌高危人群（有癌前病变、恶性贫血或胃大部切除者）定期行纤维胃镜检查；宫颈癌高危人群（重度宫颈糜烂者）定期行宫颈涂片细胞学检查，涂片阳性者，宫颈癌的确诊率为95%；乳腺癌高危人群（有乳腺癌家族史，未生育者，已患一侧乳腺癌）定期行乳腺B超、热图像或自我乳腺检查。

7. 进行肿瘤普查和健康人每年定期查体

在肿瘤的防治工作中，"三早"（早期发现、早期诊断、早期治疗）是关键。发现恶性肿瘤越早,肿瘤被治愈的几率就越大,而且治疗所需的费用越低,治疗的痛苦越小。通过查体被发现的肿瘤多属于早期,临床治疗效果非常好,可达到"三早"的目的。

虽然目前肿瘤普查的方法还不是很理想,但是对于某些常见肿瘤来说,收效显著,比如宫颈癌、乳腺癌、肝癌等的普查,还是很有必要。在宫颈癌普查方面,宫颈涂片细胞学检查的价值已被充分肯定,宫颈涂片结果阳性者,宫颈癌的确诊率为 95%,可疑阳性者的确诊率也接近 70%。对于患有慢性迁延性肝炎或肝硬化者应每 3 ~ 6 个月进行一次 AFP 检测和 B 超检查,这是一种经济、简便、有效的早期发现肝癌的方法,小肝癌是可以治愈的肿瘤。乳腺触诊可以发现小的肿块;乳腺的钼靶照相检查能够早期发现乳腺导管内癌的微小钙化灶,从而将 50 岁以上妇女的乳腺癌死亡率降低 20% ~ 43%。

肿瘤普查和健康查体要有针对性地询问病史,要特别注意有无肿瘤家族史(尤其是乳腺癌、胃癌、肝癌家族史),仔细询问既往病史(有无溃疡、息肉、腺瘤病史,吸烟史和乙肝传染病史等),提示查体对象是否属于肿瘤高危人群。

(六)治疗

1. 癌症不是不治之症

癌症并非不治之症。关键是早发现,早诊断,早治疗。临床统计资料显示:通过有效的综合治疗,早期癌症的治愈率可达到 80% ~ 90%。目前早期胃癌、食管癌的 5 年生存率达 80% 以上,早期鼻咽癌、宫颈癌、乳腺癌、淋巴瘤的 5 年生存率达 90% 以上。但是,晚期肿瘤的疗效尚不满意。

2. 癌症治疗的常用方法

癌症的治疗包括局部治疗和全身治疗。局部治疗手段繁多,除了手术切除、放射治疗这两种主要手段之外，还有冷冻消融、电化学消融、介入治疗、放射粒子植入、局部和全身热疗等等。为什么恶性肿瘤的局部治疗手段如此繁多？说明目前医学对恶性肿瘤的治疗还缺乏根治性的单一治疗手段。全身治疗包括全身化疗、免疫治疗、基因治疗、内分泌治疗和中药治疗。目前，除全身化疗外，其余的全身治疗手段还不够完善，仅作为辅助性治疗方法。因此，上述各种治疗手段治疗恶性肿瘤的关系是相互兼顾和互补的，肿瘤治疗强调多学科综合治疗。

3. 综合治疗的重要性

我国肿瘤学院士孙燕指出："综合治疗就是根据患者的机体情况，肿瘤的病理类型、病期和发展趋势，有计划地合理运用现有的治疗手段，较大幅度地提高治愈率并改善患者的生活质量。"除了一些早期肿瘤和特殊类型的肿瘤外，绝大多数肿瘤的治疗原则为综合治疗。并且要注意以下几点：①首先要重视患者的身体状况，有无严重的慢性疾病，特别是免疫功能和骨髓造血功能，判断患者是否能够耐受强烈的抗肿瘤治疗。②肿瘤病理类型和临床分期是决定治疗方案的主要依据，通过临床全面检查，判断肿瘤是局限期还是已经扩散，来选择是采用局部治疗方法还是全身治疗方法。③需要多学科综合治疗时，不是随意选择或简单地累加，而是治疗前有计划地制定治疗方案，做到各种治疗方法有序进行。④治疗的目的不但是提高治愈率，而且要注重患者的生活质量，做到以人为本。

对于可手术切除的局限期肿瘤，肿瘤综合治疗的模式有：手术加术后辅助放疗和/或化疗、术前放疗和/或化疗（也叫新辅助放/化疗）；对于不能手术切除的肿瘤，可采用的综合治疗模式有：放疗和化疗同时、放疗和化疗序贯、化疗和/或放疗与靶向药物结合等。

4. 强调肿瘤的个体化治疗

肿瘤的个体化治疗越来越受到重视。2009 年美国肿瘤学大会的主题就是"个体化医疗代表未来肿瘤治疗的发展趋势"。大会主席 Schilsky 教授指出：每一位肿瘤患者都是特殊的，包括肿瘤的生物学特征、临床表现、社会经济状况及心理因素等方面的不同。个体化治疗就是"针对患者的具体情况，在恰当时机选择恰当的治疗策略"。也就是说对每个患者的各方面具体情况进行评估，在综合治疗的原则下，做出最适合的治疗决策，实行中医常说的"同病异治"，而不是同一肿瘤每个患者的治疗方案都千篇一律。例如分子靶向治疗，要通过测定患者的基因表达情况，了解是否有作用靶点，来选择靶向药物，靶向治疗是肿瘤个体化治疗的最好体现。

5. 肿瘤治疗的进展——分子靶向治疗

近 20 年来，分子靶向治疗发展迅速，惊喜不断，已成为临床肿瘤学的研究热点和肿瘤治疗的新宠。分子靶向药物所攻击的目标和化疗药物不同，它以肿瘤细胞的基因表达、受体或激酶为作用靶点，对正常细胞损伤轻。与传统细胞毒化疗药物相比，靶向药物以其疗效明显、不良反应轻，深受医生和患者的欢迎。但是，目前靶向治疗还不能完全代替传统的化疗，而是弥补了化疗的不足。

6. 防止肿瘤过度治疗

手术、放疗和化疗不但是抗肿瘤治疗的"三把利剑"，而且是双刃剑，过度治疗会降低患者的免疫力和抵抗力，给患者造成不必要的痛苦和伤害，可能会加重病情，甚至危及患者的生命。例如外科手术确实是根治局部早期肿瘤的最佳手段，但是对于鼻咽癌、小细胞肺癌、淋巴瘤来讲并非最佳选择，大部分晚期实体肿瘤也失去了首选手术的机会，一味地强调手术反而会错过最佳治疗手段和治疗时机。对于晚期癌症患者，治疗的目的是延长患者的生命和提高患者的生活质量，过度治疗增加治疗毒性，加重患者痛苦，反而降低了患者的生活质量，并不能延长生存期。术后患者如需要辅助化疗，化疗的周期一般不应超过 4～6 个。对于早期非小细胞肺癌术后患者，放射治疗未能延长生存期，反而因放射性肺损伤等严重影响生活质量。因此，肿瘤治疗一定要严格掌握适应证和禁忌证。临床医生要不断学习提高，利用循证医学和个体化治疗的策略，给每一个患者提供性价比最高的最佳治疗方案，避免过度治疗。

（七）肿瘤患者的护理

肿瘤患者的护理工作十分重要，在患者的治疗、康复过程中发挥极其重要的作用。肿瘤患者的护理主要应注意以下几个方面。

1. 心理护理

护理者要和患者建立良好的护患关系，主动热情关心患者，要用理解和同情的态度去关爱、鼓励和支持患者，同情患者的痛苦，对患者的无故发怒充分理解，不可恶语相对；向患者交代治疗的必要性、方法及不良反应，及时观察并处理疼痛、恶心、呕吐、乏力等治疗带来的痛苦，激励患者建立战胜困难的信心，针对焦虑、抑郁、烦躁不安等给予适当的解释、安慰，稳定患者情绪；帮助患者培养有益于健康的兴趣和爱好，以增强体质和增进人际交往，有益于疾病的康复；组织患者进行适当娱乐活动，以转移其对躯体的过度关注，减轻疼痛等不适，缓解焦虑、抑郁的情绪。

2. 化疗的护理

（1）一般护理：在患者的整个化疗过程中，要给予患者及家属以下几个方面的指导。①了解患者的病情及心理状态，做好心理护理，消除患者对化疗的恐惧，使患者对治疗有充分认识，并有信心克服治疗的不良反应。②饮食上以高维生素、高热量、高蛋白、低脂肪为佳，化疗期间应清淡饮食，避免过度油腻的食物，避免进食对肠道有刺激的食物，并为患者创造一个良好的饮食环境。③指导患者化疗间歇期做适当运动，促进消化功能，以增强体质。④静脉滴注化疗药物，要有计划地选择静脉血管，选择非关节处的易观察的粗、直静脉作为穿刺用药静脉，多选用前臂的静脉。必要时做中心静脉置管。⑤熟悉化疗药物的性能，注意化疗药物的配置要求及配置时间，注意液体应用的顺序、药物的滴注时间。

（2）化疗毒性不良反应与并发症的护理：①局部不良反应及护理。详细地告之药液外渗的危害和观察方法，取得患者及家属的配合。刺激性强的化疗药物静脉冲入后，要快速用生理盐水加地塞米松冲血管，减少药物对血管壁的刺激浓度和时间。②化疗药液外渗。一旦化疗药物渗出血管，立即停止输液，马上抽吸局部皮下渗出液，减少组织间药液残留，用生理盐水加普鲁卡因做局部封闭，或局部冰敷，24 小时后可用中药外敷，或 50% 硫酸镁湿敷。严密观察皮损情况并记录。③全身不良反应及护理。预防患者消化道反应，化疗前做好解释工作，消除患者紧张情绪。化疗当天清淡饮食，早餐早些吃，晚餐晚些吃，可减轻恶心、呕吐。化疗前应用止吐剂及镇静剂。化疗时让患者看电视或聊天以分散其注意力。对严重的呕吐者应注意观察并记录呕吐物的量和颜色。在化疗期间鼓励患者少食多餐和多饮水，并提醒家属饮食要多样化和易消化。预防化疗止吐剂引起的便秘出现，鼓励患者高纤维素饮食，适当运动，必要时指导患者服用缓泻剂。

出现骨髓抑制要给予预防感染的措施：采取保护性隔离措施；紫外线照射病房，每日 2 次，每次 30 分钟；病房每天用消毒液擦台面、拖地板。

3. 放射治疗的护理

告知患者放射治疗的设备，放射治疗时需要注意的事项，放射治疗可能导致的不良反应，使患者消除紧张情绪，积极配合治疗。

（1）照射野皮肤的护理：保持局部皮肤清洁、干燥，照射野内避免贴胶布和涂刺激性药物，勿用肥皂清洗。穿柔软衣物，避免照射野局部皮肤反复摩擦，不用手搔抓，避免阳光暴晒。保持照射野标记清晰完整。

（2）破损皮肤护理：干性脱皮，可不处理，或用比亚芬软膏涂抹，以减轻局部皮肤的紧缩感。出现湿性脱皮，可采用暴露疗法，外涂烧伤膏及"康复新"等。禁用刺激或含金属的药物涂抹。

（3）头颈部放疗的护理：经常漱口刷牙，清洁口腔，每次饭后用凉开水或"口泰"漱口。鼻咽、鼻腔部位放射治疗者，每天用生理盐水或凉开水做鼻咽、鼻腔冲洗，去除鼻咽腔及鼻腔的分泌物及臭味，能减轻放疗的局部反应和提高放疗疗效。

（4）放射性肺炎的护理：动员胸部放射治疗的患者戒烟，预防呼吸道感染，能减少放射性肺炎的发生率。一旦出现放射性肺炎应停止放射治疗，应用大剂量激素、抗生素及维生素治疗的同时，给予患者吸氧，保持呼吸道通畅，并卧床休息。

（5）放射性食管炎的护理：避免进食刺激性食物、热食及硬食，进食宜少食多餐。吞咽疼痛严重时，可配制止痛液饭前服用，能减轻患者吞咽时的疼痛，必要时输液治疗。

（6）放射性直肠炎的护理：让患者养成良好的排便习惯，多饮水，保持大便通畅，大便后温水冲洗肛门。必要时给予激素、维生素、输液治疗或中药灌肠。

◎ 专家提示

肿瘤可以预防

WHO癌症防治专家查德·莱萨德博士指出，至少约30%～40%的癌症是可以预防的，如果早发现并及时治疗，至少1/3肿瘤是可以治愈的。全球肺癌病例的80%～90%由吸烟引起，吸烟还可以导致口腔癌、喉癌、食管癌及胃癌。因此，戒烟或远离烟草，是预防癌症的最重要措施。另外，饮食因素导致的癌症占所有癌症的30%左右。良好的饮食习惯可以减少慢性胃病，预防胃癌的发生；多食蔬菜水果，限制进食红肉，少食脂肪食品，避免肥胖，可以预防胆管癌、胰腺癌、结直肠癌、乳腺癌及子宫内膜癌等肿瘤的发生。对于饮食方面而言,有以下预防癌症的14个饮食注意事项：

1. 饮食以植物性食物为主

每天的食物中蔬菜、水果、谷类、豆类应在2/3以上。

2. 控制体重

避免过轻或过重，成年后体重增幅不应超过5千克。

3. 坚持体育锻炼

如果工作时很少活动，每天应有1小时左右的快走或类似运动。每星期要进行1小时的剧烈运动，散步、骑车、打球、游泳、爬楼梯、划船、打扫房间卫生等都可以。

4. 多吃蔬菜和水果

每人每天应吃400～800克蔬菜、水果，特别是新鲜绿叶蔬菜。胡萝卜、土豆和柑橘类水果防癌作用最强。每天吃5种以上的蔬菜、水果，而且要常年坚持，才具有防癌作用。

5. 多吃谷类、豆类、植物根茎类食物

每人每天吃600～800克。

6. 不饮酒或限制饮酒

成年男性一天不超过 2 杯，女性不超过 1 杯（1 杯的量相当于 250 毫升啤酒、100 毫升果酒或 25 毫升白酒）。

7. 限制肉类食品

每天猪、牛、羊等"红肉"要少于 90 克，可选择鱼和禽肉代替"红肉"。

8. 限制高脂肪饮食

每人每天植物油用量应小于 25 克，每月不超过 750 克。

9. 少吃盐及腌制食品

成人每天盐的消耗量应少于 6 克（约 1 汤匙）。

10. 食物贮藏要防霉

食物在常温储藏易生黄曲霉菌，其毒素有导致直肠癌的作用。不要吃在常温下存放时间过长、可能受真菌毒素污染的食物。

11. 食品要保证新鲜

很多食物容易腐烂，因此要学会用冷藏或其他适宜方法加以保藏。

12. 注意食品安全

只有当食品中的添加剂、污染物及其他残留物含量低于国家所规定的限量时，才是安全的。可采取冲洗、削皮、浸泡、加热等方法减少危害。

13. 烹调方法要科学

不吃烧焦的食物，直接在火上烧烤的鱼和肉或腌肉、熏肉只能偶尔食用，而且应与新鲜蔬菜、杂粮类食品混合食用。

14. 正确使用营养补充剂

对于遵循上述建议的人来说，一般不必再用营养补充剂。如果身体有特殊情况，补充营养剂一定要在医生指导下进行。维生素及微量元素并非多多益善，过量食用反而会带来不良反应。

二、病从口入——预防癌症需要把好饮食关

（一）主食结构与癌症

英国剑桥大学最近在一项研究中分析了十多个国家居民的饮食习惯和癌症之间的关系，结果发现，饮食结构与癌症的发病与预防密切相关。总脂肪摄入量过高，特别是动物性脂肪摄入量过高可增加患癌症的危险。良好的饮食习惯是预防癌症的重要因素。食用淀粉类食物越多，小肠、结肠和直肠癌变的几率越低。比如，以肉类食物为主食的澳大利亚人，结肠癌发病率是以淀粉类食物为主食的中国人的 4 倍。

研究发现以肉食为主的人将会摄入过多的脂肪，这一方面能增加热能的摄入量，使人体总热量超过机体的需要而导致肥胖；另一方面，许多致癌物质都是脂溶性的，存在于脂肪中，即膳食中总脂肪和动物性脂肪摄入量增加会增加致癌的机会。

而所谓淀粉类食物，主要是指富含糖类的主食，如大米、玉米、小麦等，及根茎类蔬菜，如土豆、山药、薯类等，此外，还包括各种豆类以及香蕉等含淀粉比较多的水果。

研究人员指出，高脂肪引发结肠癌、直肠癌的发病机制为：高脂肪使胆汁分泌增多，而胆汁中初级胆汁酸在肠道厌氧细菌的作用下转变成脱氧胆酸及石胆酸，脱氧胆酸和石胆酸是致癌物质。淀粉类食物主要通过两种方式抑制肠癌：一是当淀粉进入肠道后，经一系列反应有助于增加粪便，促使结肠排泄，加速致癌代谢物排出体外；二是淀粉在肠内经发酵酶作用，会产生大

量的丁酸盐。实验证明，丁酸盐是有效的癌细胞生长抑制剂，它能够直接抑制大肠细菌繁殖，防止大肠内壁可能致癌的细胞产生。

在生活中应该如何选择含淀粉的食物呢？对于忙碌的上班族来说，超市中粗加工未去除谷皮的全谷食物，如谷类面包应是首选。购买谷类面包时应注意识别：如果成分表的第一位就是谷类，说明它的谷类含量的确丰富；如果谷类成分排在其他成分的后面，说明这种面包里谷类成分不多。还有一个方法是：用手拿着面包，如果感觉面包密实紧凑，有明显的麦粒，那么这就是谷类含量丰富的面包。除了谷类面包以外，用荞麦做成的面条、凉粉、烙饼、蒸饺和米饭等也是不错的选择。富含 B 族维生素、E 族维生素的五谷杂粮粥，如腊八粥、八宝莲子粥、荷叶粥等则更适合中老年人食用。

人类战胜癌症，最根本的出路在于预防。我们要提高防癌的意识，培养良好的饮食习惯，减少"垃圾食品"的食用。总之，脂肪（包括饱和脂肪和不饱和脂）摄入总量与癌症之间的关系最为密切。为有效避免癌症的发生，少摄入脂肪是最佳的预防措施之一。

（二）酸碱平衡与癌症

我们常见的"富贵病"，很多是由酸性体质引起的。因此，专家指出，酸性体质是"百病之源"。众所周知，健康人体液是中性稍偏于弱碱性的，pH值为 7.37 ~ 7.45 时人体的细胞生理活性最强，免疫功能处于最佳状态。当各种因素影响了人体酸碱平衡的调节机制时，就会导致酸碱平衡紊乱。人体若没有一个不断调整、维持酸碱平衡的生理环境，生命的最基本单位——细胞就无法生存。

据日本学者进行的一项专项调查显示，癌症患者很多是酸性体质。保持体内酸碱平衡对防治疾病、维护健康极为重要。癌细胞产生的酸性毒素会产生大量酸性物质，破坏人体免疫系统。事实上，小到口臭，大到癌症，现代人最大的敌人就是酸性体质，酸性体质是"百病之源"。

德国医学博士汉斯曾做过一个实验，对100名癌症患者抽血检验其pH值，结果100名癌症患者的血液全是酸性的，也就是说酸性体质的人易患癌症。癌细胞不是一般的细胞，它不会因酸性废物累积而死亡，反而会为了在酸性环境里生存，而引起细胞遗传基因突变，并继续蔓延而成。即使动手术割除肿瘤癌症依然会再度产生就是这个原因。因为酸性环境依旧存在。而碱性体质的人，因为血液内的淋巴球在碱性环境中可以消灭癌细胞，因而少患癌症。

医学研究证实，人类先天碱性体质（婴儿的体质都是碱性体质）向后天酸性体质的转化，是身体患病的主要原因。

那么，我们为什么会变成酸性体质呢？①过多摄食肉类等酸性食品，蔬菜类碱性食品摄取不足；②许多现代人没有早睡早起的习惯，日常生活节律紊乱；③现代人经常承受较大的环境、工作压力，精神和肉体持续紧张劳累，过大的心理负荷导致生物代谢失衡。所以，能否改变酸性体质，是我们健康与否的"决定性因素"。

养生保健协会专家梁先生建议，预防癌症，在减少酸性物质摄入的同时，可以多食用碱性食品，以中和身体内的酸性废物，达到治疗或预防疾病的目的，而醋饮就是日常生活中不折不扣的碱性食品。

甲状腺癌发生的原因至今不明，有人认为其发生与慢性促甲状腺激素刺激有关。也由于长期的饮食结构不合理、生活习惯、工作环境等因素造成身体的过度酸化，人体整体的功能下降，造成体内沉积大量的酸性垃圾。

事实上，人体免疫细胞的适宜pH值呈弱碱性，免疫细胞此时的活性最大，战斗力最强；当人体pH值下降，人体免疫细胞的活性降低，癌细胞的活性却大大加强，此时癌细胞就大量增加，当体内癌细胞达到一定数量时，就容易形成癌症。而癌细胞在人体适宜生存的pH值是6.86 ~ 6.95，偏酸性。

人体组织液酸化，进而形成组织细胞溶氧量下降，造成细胞的活性下降，下降到正常值的 65% 时，正常细胞就无法生存，肿瘤性状得以发展，这些细胞迅速扩增，从而形成真正的肿瘤实体。一旦有癌细胞产生，它就会产生酸性毒素，并会产生大量的酸性物质，破坏免疫系统，并且使人产生剧烈的酸痛和疼痛。由此可见，相对而言，酸性体质的人更易患癌症。

预防疾病要身体酸碱平衡，在无力改变生活环境时，我们要尽力改善饮食习惯，在减少酸性废物产生的同时，可以中和身体本身产生的酸性废物，达到治疗或预防内源性疾病的目的。"健康的细胞是碱性的，癌细胞则是酸性的，碱性能中和酸性，碱性食物可以恢复酸碱平衡，防止疾病，减缓老化速度。"碱性食物因对人体健康三大基础之一酸碱平衡的卓越贡献，奠定了其对人体健康的基础保健地位。

科学研究证明，醋虽然是酸的，但其实是不折不扣的碱性食品，正好可以中和由于大鱼大肉带来的酸性体质，建议市民不妨多吃醋或者饮用醋饮品。

（三）钠钾平衡与癌症

钠（主要是食盐）和钾都是我们身体需要的物质，但我们身体内钾维持在钠的 2 倍以上。由于饮食习惯不健康的原因，现在我国居民摄取 2 倍的钠与 1 倍的钾，这怎么能跟我们的老祖宗比呢？一万多年前人类摄取的钾是钠的 16 倍，从 16 倍变成 0.5 倍，你想差别有多大？而这引起的毛病可就多了！

一个是糖尿病，一般人想，也许是糖吃太多了，当然，这是有影响的，但主要的原因在于胰岛素分泌不够。胰岛素的分泌受钾的影响，钾会刺激胰岛素的分泌，当我们饮食中盐吃得多，钾吃得少，胰岛素的分泌就少，就会产生糖尿病。

还有一个是高血压，有人用动物做实验，给动物吃很多的盐，发现血压会上升，而给它吃很多的钾，血压又会下降，所以钾和钠的比例会影响血压。

正常的细胞中钾和钠有一定的比例，一般是 5 到 6。而细胞在生长与分裂的时候，钾和钠的比例则会减小，癌细胞的钾和钠比例就少于正常的细胞，所以钾和钠的比例反映出细胞分裂的讯息。

最重要的是，长期吃太多的盐，加上空气、环境的污染，几个因素一综合就得癌症了。

根据统计，世界上几个盐吃得多的国家，癌症发病率也高；盐吃得少的国家，癌症发病率也低。从钾与钠的比例看来，钾吃得越多，癌症越少，等于有保护作用。钾是水溶性的，像罐头、豆腐，本来钾成分很高，但在加工中都被水冲掉了，剩下来的只是蛋白质。

植物是钾最好的来源，因为植物能够浓缩钾，现在一般人蔬菜都吃得比较少，因为生活富裕，大部分人喜欢吃鸡鸭鱼肉，但是动物不是钾很好的来源。举例来说，在还未调味之前，就是没有加盐之前，一般不管是肉、蛋，还是牛奶，钾和钠的比率最多只有 3 到 5；只要加一点盐的话，马上变成 0.1，就是钠比钾多 10 倍。但是像蔬菜、黄豆，钾跟钠的比例大概有 200 至 300，香蕉有 200，南瓜、丝瓜类都有 200 至 300,西瓜有 100，水果中橘子、苹果都有 200 以上。所以，蔬菜、水果是钾最好的来源。

为什么钾跟我们的健康有密切关系？原来细胞如要维持正常功能，必须摄取钾，排斥钠。细胞内钾是钠的 10 倍左右，如果细胞受损失去钾的话，就会立刻开始繁殖分裂。癌细胞能无限制地生长，可能和钾的含量缺乏有直接关系。目前已有统计，癌症发病率和钾的摄取量成反比，说明钾对癌症有预防作用。

一般来说，高血压和钠的过多有关，而钾能降血压，素食者如不吃过咸，一般不会有高血压。正常人应该摄取钾多于钠，钾和钠比例应是 2∶1，但事实上现在摄取比例是 0.7∶1，难怪癌症、心脏病等越来越普遍了。为了身体健康着想，食物的钾钠比例值得密切注意。

（四）如何保持健康的饮食

首先来看《中国居民膳食指南》。

我国的饮食文化源远流长，千百年来凝集了诸多宝贵的膳食营养经验。1989年我国修订了第一个膳食指南，1996年中国营养学会及中国预防医学科学院营养与食品卫生研究所共同组织了中国膳食指南专家委员会，该委员会开展了深入细致的调查和资料论证工作，对原有的膳食指南进行了修改，同时对指南进行了量化，并设计了"平衡膳食宝塔"。1997年，《中国居民膳食指南》由营养学会常务理事会发布。近年来，随着我国社会经济的发展、疾病谱的改变以及人们饮食结构不断发生新的变化，该指南不断进行修订，最新的版本为：《中国居民膳食指南（2011年全新修订）》。无论指南如何修订和完善，对中国居民饮食的基本指导有如下几条：

1. 食物多样、谷类为主

人类的食物是多种多样的。各种食物所含的营养成分不完全相同。除母乳外，任何一种天然食物都不能提供人体所需的全部营养素，平衡膳食必须由多种食物组成，才能满足人体各种营养需要，达到合理营养、促进健康的目的，因而要提倡人们广泛食用多种食物。

多种食物应包括以下五大类：

第一类为谷类及薯类。谷类包括米、面、杂粮等，薯类包括马铃薯、甘薯、木薯等，主要提供糖类、蛋白质、膳食纤维及B族维生素。

第二类为动物性食物。包括肉、禽、鱼、奶、蛋等，主要提供蛋白质、脂肪、矿物质、维生素A和B族维生素。

第三类为豆类及其制品。包括大豆及其他干豆类，主要提供蛋白质、脂肪、膳食纤维、矿物质和B族维生素。

第四类为蔬菜水果类。包括鲜豆、根茎、叶菜、茄果等，主要提供膳食纤维、矿物质、维生素 C 和胡萝卜素。

第五类为纯热能食物。包括动植物油、淀粉、食用糖和酒类,主要提供能量。植物油还可提供维生素 E 和必需脂肪酸。

谷类食物是中国传统膳食的主体。随着经济发展和生活改善,人们倾向于食用更多的动物性食物。根据 1992 年全国营养调查的结果,在一些比较富裕的家庭中动物性食物的消费量已超过了谷类的消费量。这种"西方化"或"富裕型"的膳食提供的能量和脂肪过高,而膳食纤维过低,对一些慢性病的预防不利。提出谷类为主是为了提醒人们保持我国膳食的良好传统,防止发达国家膳食的弊端。

另外要注意粗细搭配,经常吃一些杂粮。稻米、小麦不要碾磨太精,否则谷粒表层所含的维生素、矿物质等营养素和膳食纤维大部分会流失到糠麸之中。

2. 多吃蔬菜、水果和薯类

蔬菜、水果含有丰富的维生素、矿物质和膳食纤维。蔬菜的种类繁多,包括植物的叶、茎、花苔、茄果、鲜豆、食用蕈藻等,不同品种所含营养成分不尽相同,甚至差别很大,红、黄、绿等深色的蔬菜中维生素含量超过浅色蔬菜和一般水果,它们是胡萝卜素、维生素 B_2、维生素 C 和叶酸、矿物质(钙、磷、钾、镁、铁)、膳食纤维和天然抗氧化物的主要或重要来源。我国近年来开发的野果如猕猴桃、刺梨、沙棘、黑加仑等也是维生素 C、胡萝卜素的丰富来源。有些水果维生素及一些微量元素的含量不如新鲜蔬菜,但水果含有的葡萄糖、果酸、柠檬酸、苹果酸、果胶等物质又比蔬菜丰富。红、黄色水果如鲜枣、柑橘、柿子和杏等是维生素 C 和胡萝卜素的丰富来源。薯类含有丰富的淀粉、膳食纤维,以及多种维生素和矿物质。我国居民近年来吃薯类较少,应当鼓励多吃些薯类。

含丰富蔬菜、水果和薯类的膳食，在保持心血管健康、增强抗病能力、减少儿童发生干眼病的危险及预防某些癌症等方面，起着十分重要的作用。

3. 常吃奶类、豆类或豆制品

奶类除含丰富的优质蛋白质和维生素外，含钙量较高，且利用率也很高，是天然钙质的极好来源。我国居民膳食提供的钙质普遍偏低，平均只达到推荐供给量的一半左右。我国婴幼儿佝偻病患者也较多，这和膳食中钙不足可能有一定的联系。大量的研究表明，给儿童、青少年补钙可以提高其骨密度，从而延缓其发生骨质丢失的速度。因此，应大力发展奶类的生产和消费。

豆类是我国的传统食品，含大量的优质蛋白质、不饱和脂肪酸、钙及维生素 B_1、维生素 B_2、烟酸等。为提高农村人口的蛋白质摄入量及防止城市中过多消费肉类带来的不利影响，应大力提倡豆类，特别是大豆及其制品的生产和消费。

4. 经常吃适量鱼、禽、蛋、瘦肉，少吃肥肉和荤油

鱼、禽、蛋、瘦肉等动物性食物是优质蛋白质、脂溶性维生素和矿物质的良好来源。动物性蛋白质的氨基酸组成更适合人体需要，且赖氨酸含量较高，有利于补充植物蛋白质中赖氨酸的不足。肉类中铁的利用较好，鱼类特别是海鱼所含不饱和脂肪酸有降低血脂和防止血栓形成的作用。动物肝脏含维生素 A 极为丰富，还富含维生素 B_{12}、叶酸等。但有些动物内脏如脑、肾等所含胆固醇相当高，对预防心血管系统疾病不利。我国相当一部分城市和绝大多数农村居民平均吃动物性食物的量还不够，应适当增加摄入量。但部分大城市居民动物性食物食用过多，吃谷类和蔬菜不足，这对健康不利。

肥肉和荤油为高能量和高脂肪食物，摄入过多往往会引起肥胖，并是某

些慢性病的危险因素，应当少吃。目前猪肉仍是我国居民的主要肉食，猪肉脂肪含量高。鸡、鱼、兔、牛肉等动物性食物含蛋白质较高，脂肪较低，产生的能量远低于猪肉，应大力提倡吃这些食物，适当减少猪肉的消费比例。

5. 食量与体力活动要平衡，保持适宜体重

进食量与体力活动是影响体重的两个主要因素。食物提供人体能量，体力活动消耗能量。三餐分配要合理。一般早、中、晚餐的能量分别占总能量的 30%、40%、30% 为宜。如果进食量过大而活动量不足，多余的能量就会在体内以脂肪的形式积存即增加体重，久之发胖；相反若食量不足，劳动或运动量过大，可由于能量不足引起消瘦，造成劳动能力下降。所以人们需要保持食量与能量消耗之间的平衡。脑力劳动者和活动量较少的人应加强锻炼，开展适宜的运动，如快走、慢跑、游泳等。而消瘦的儿童则应增加食量和油脂的摄入，以维持正常生长发育和适宜体重。体重过高或过低都是不健康的表现，可造成抵抗力下降，易患某些疾病，如老年人的慢性病或儿童的传染病等。经常运动会增强心血管和呼吸系统的功能，保持良好的生理状态，提高工作效率，调节食欲，强壮骨骼，预防骨质疏松。

6. 吃清淡少盐的膳食

吃清淡膳食有利于健康，即不要太油腻，不要太咸，不要过多的动物性食物和油炸、烟熏食物。目前，城市居民油脂的摄入量越来越高，这样不利于健康。我国居民食盐摄入量过多，平均值是世界卫生组织建议值的 2 倍以上。流行病学调查表明，钠的摄入量与高血压发病呈正相关，因而盐的摄入量不宜过多。世界卫生组织建议每人每日食盐用量不超过 6 克为宜。膳食钠的来源除食盐外，还包括酱油、咸菜、味精等高钠食品，以及含钠的加工食品等。应从小就养成少盐的饮食习惯。

7. 如饮酒应限量

在节假日和交际场合，人们往往喜欢饮酒。高度酒含能量高，不含其他营养素。无节制地饮酒，会使食欲下降，食物摄入减少，以致发生多种营养素缺乏，严重时还会造成酒精性肝硬化。过量饮酒会增加患高血压、中风等危险，并可导致事故及暴力事件的增加，对个人健康和社会安定都是有害的。应严禁酗酒，若饮酒可少量饮用低度酒，青少年不应饮酒。

8. 吃清洁卫生、不变质的食物

在选购食物时应当选择外观好，没有泥污、杂质，没有变色、变味并符合卫生标准的食物，严把病从口入关。进餐要注意卫生条件，包括进餐环境、餐具和供餐者的健康卫生状况等。集体用餐要提倡分餐制，减少疾病传染的机会。

中国居民平衡膳食宝塔根据《中国居民膳食指南》，结合中国居民的饮食习惯把平衡膳食的原则转化成各类食物的重量，便于大家在日常生活中实行。

平衡膳食宝塔提出了一个营养上比较理想的膳食模式。它所建议的食物量，特别是奶类和豆类食物的量可能与大多数人当前的实际膳食还有一定的距离，对某些贫困地区来讲可能距离还很远，但为了改善中国居民的膳食结构，应把它看作是一个奋斗目标，努力争取，逐步达到。

◎ 专家提示

你知道中国居民平衡膳食宝塔吗

平衡膳食宝塔共分五层，包含我们每天应吃的主要食物种类。

宝塔各层位置和面积不同，这在一定程度上反映出各类食物在膳食中的地位和应占的比重。

谷类食物位居底层，每人每天应该吃 300 ~ 500 克；

蔬菜和水果占据第二层,每天应吃 400 ~ 500 克和 100 ~ 200 克;

鱼、禽、肉、蛋等动物性食物位于第三层,每天应该吃 125 ~ 200 克(鱼虾类 50 克,畜、禽肉 50 ~ 100 克,蛋类 25 ~ 50 克);

奶类和豆类食物占第四层,每天应吃奶类及奶制品 100 克和豆类及豆制品 50 克。

第五层塔尖是油脂类,每天不超过 25 克。

宝塔没有建议食糖的摄入量。因为我国居民现在平均吃食糖的量还不多,少吃些或适当多吃些可能对健康的影响不大。但多吃糖有增加龋齿的危险,尤其是儿童、青少年不应吃太多的糖和含糖食品。食盐和饮酒的问题在《中国居民膳食指南》中已有说明。

宝塔建议的各类食物的摄入量一般是指食物的生重。各类食物的组成是根据全国营养调查中居民膳食的实际情况计算的,所以每一类食物的重量不是指某一种具体食物的重量。

(1)谷类:谷类是面粉、大米、玉米粉、小麦、高粱等等的总和,它们是膳食中能量的主要来源,在农村中也往往是膳食中蛋白质的主要来源。多种谷类掺着吃比单吃一种好,特别是以玉米或高粱为主要食物时,应当更重视搭配一些其他的谷类或豆类食物。加工的谷类食品如面包、烙饼、切面等应折合成相当的面粉量来计算。

(2)蔬菜和水果:蔬菜和水果经常放在一起讲,因为它们有许多共性。但蔬菜和水果终究是两类食物,各有优势,不能完全相互替代。尤其是儿童,不可只吃水果不吃蔬菜。蔬菜、水果的重量按市售鲜重计算。

一般说来,红、绿、黄色的蔬菜和深黄色水果含营养素比较丰富,所以应多选用深色蔬菜和水果。

(3)鱼、肉、蛋:鱼、肉、蛋归为一类,主要提供动物性蛋白质和一些重要的矿物质和维生素。但它们彼此间也有明显区别。

鱼、虾及其他水产品含脂肪很低，有条件可以多吃一些。这类食物的重量是按购买时的鲜重计算。肉类包含畜肉、禽肉及其内脏，重量是按屠宰清洗后的重量来计算。这类食物尤其是猪肉含脂肪较高，所以生活富裕时也不应该吃过多肉类。蛋类含胆固醇相当高，一般每天不超过一个为好。

（4）奶类和豆类食物：奶类及奶制品主要包含鲜牛奶和奶粉。"宝塔"建议的100克按蛋白质和钙的含量来折合约相当于鲜奶200克或奶粉28克。中国居民膳食中普遍缺钙，奶类应是首选补钙食物，很难用其他类食物代替。有些人饮奶后有不同程度的肠胃道不适，可以试饮酸奶或其他奶制品。豆类及豆制品包括许多品种，"宝塔"建议的50克是个平均值，根据其提供的蛋白质可折合为大豆40克或豆腐干80克。

2 第二章
拒 绝 癌 症——提 倡 素 食

一、长寿的秘诀

（一）自然健康的饮食

回顾 20 世纪以来的这 100 多年，人类文明对整个地球可以说是史无前例地急速破坏。空气污染引起北极上空臭氧层破洞，水源土壤的污染流失和原始森林的砍伐，已使成千上万的动植物在地球上绝迹。而以地球为家的人类，不但糟蹋了自己的家园，也受到了应得的报应：天灾人祸源源不断，某些地方连年水灾、干旱，杀人不眨眼的心脏病、癌症、艾滋病和慢性病如糖尿病、风湿病等都大幅度地增加。

为什么这一世纪会变成这样？这完全要归咎于"一知半解"的科技进展及人类的自私心理。何谓"一知半解"的科技？ 19 世纪科学的进展是 20 世纪的基础，也是牛顿物理学的世界。牛顿物理学讲宇宙机械化，强调整体由个体组成。这种局部性的看法，视大自然为"可利用的资源"，尽其所能地加以利用和控制，无视整体同生共灭的生命关联。 例如：制造汽车的商人，只想到要让车子走得又快又远，而没有顾虑到所排放的废气对大自然造成的影响；农业专家只想到蔬果要收成快、产量多，于是大量使用化肥、农药，而没有想到对土壤、自然生态平衡和人体健康的破坏。

一般人因生活的改善而大量食用动物性食物，没有想到这些对地球水土、人体及牛羊猪鸡本身所造成的伤害。大量摄取肉食的结果是浪费能源，因为维持肉食者生存所需要的土地是维持素食者的 6 倍，间接造成地球污染和森林被破坏。再者，肉食也是个人体内污染的主要原因，因为污染而引起的慢性病，100 年来正急速增加，如心脏病、癌症等等。由此可见，个人和地球的命运是息息相关、密不可分的。

人们有个最大的误解：都认为肉类是蛋白质的最好来源，牛奶是钙的最佳来源。不吃肉担心蛋白质不足，不喝牛奶则担心缺钙，这就是所谓的"一知半解"的例子。如果肉是蛋白质最好的来源，那地球上 90% 的动物吃草和树叶，它们的蛋白质又从哪里来呢？

1965 年左右，德国 Max Planch 科研中心报道：绿色植物蛋白质的品质很高，高过肉和蛋。平常人只要热量够，蛋白质一定够。美国杂食者（植物性、动物性食物都摄取）的蛋白质摄取量是人体所需的 3 倍以上；完全不食动物性食物的人，蛋白质摄取量仍然是人体所需的 2 倍。而且组成蛋白质的 8 种基本氨基酸，有 2 种遇热就会分解。而肉类大都必须煮熟之后才能吃，可见肉类的蛋白质真正能被人体所利用的价值微乎其微。

另外，过多的蛋白质会造成体内钙的流失，这是造成骨骼松软的原因。据统计，美国 65 岁的女性，平均骨髓流失 35%，而同年龄的素食者仅流失 18%。爱斯基摩人钙的摄取量是全世界最高的，但因蛋白质摄取量也非常高，所以其骨骼松软症发病率居全世界之首；非洲女性，钙的摄取量是美国人的一半，但因蛋白质摄取也少，而少有骨骼松软的问题。由此可见，想从牛奶中获得钙质是不理想的，因为牛奶中蛋白质含量高，反而使钙质流失。那么该从哪里摄取钙质呢？深绿色的根菜类钙的含量都很高，其中红萝卜汁的含钙量与人奶相近。

美国国家癌症中心所发表的报告，对减少患癌几率的一些建议包括：减少脂肪的摄取，增加纤维量和新鲜蔬果的食用。因为蔬果中含有丰富的维生素 A、维生素 C、维生素 E 和碘，以及植物荷尔蒙，这些都有助于预防各种癌症。植物荷尔蒙在幼嫩的蔬菜中含量特别丰富。花菜、包心菜、结球甘蓝等蔬菜中含量也很高。植物荷尔蒙比较不受加热的影响，有加强肝脏排毒的功能。

人类自然的饮食是五谷杂粮、蔬果、豆类、种子、坚果等天然食物，这可从人类无爪的手和较弱的颚、唾液的酸度和肠子长于背脊骨的 7 倍看出。因此，当人类遵行自然规则饮食时，身体能健康长寿，若违反自然，则多病短命，近年来医学研究更是证实了这一点。总之，人类如果可以戒除吃肉的习惯，对于促进人类健康的影响，远大于其他医学新发现。例如，美国男性肉食者死于心脏病的几率是 50%，改吃素食则降为 4%，可见素食者得心脏病的机会大大少于肉食者。已经患病的人，不管是心脏病、癌症等，若改吃五谷杂粮、蔬果、豆类、种子后，病情都能有所改善。

此外，素食要自然、清淡，才能充分受益，食物来源以无农药、有机肥料种植者为佳。烹调过程中要避免过量油、盐等调味品的附加。而且部分食物应该生食。因食物的营养成分中，如蛋白质、酵素、维生素等，在加工、加热过程中都会被破坏。尤其中国人一般都没有吃新鲜沙拉的习惯，而中国人得胃癌的比例远超过西方人。引起胃癌的致癌物亚硝胺是硝酸盐和蛋白质在胃里所形成的，而维生素 C 可以阻止这些致癌物的形成。所以应该每餐多吃些维生素 C 丰富的蔬菜沙拉。

食用季节性并且是土生土长的蔬菜水果，是最经济也是最符合健康原则的。冬天和夏天的饮食应该有所不同，不仅可以减少农药的食用，同时还能使身体冬暖夏凉。如传统习惯冬天喝红豆汤，夏天喝绿豆汤，这是千年来的养生经验。季节性食物与食物的暖寒性分类有关：夏天太阳高照天气热，因此收割的食物属寒性，能驱热；而秋天冬天收获的食物则属暖性，能保暖身体。一些地方四季不分明，只有冷天、热天之别，冷天可多吃温性食物，热天则可多吃凉性食物。

西方有句话说：早上吃得像国王，中午像王子，晚上像乞丐。早上掌握一天中的情绪和精力，因此要吃营养且容易消化的食物；白天消化能力较强，高蛋白质的食物及生长于地面上的花果叶类食物较适合；晚餐临近睡眠时间不宜吃太饱、太丰富，宜食简单、以根类为主的食物。这是三餐饮食的健康原则。

（二）素食——健康又环保的饮食

英国爆发"疯牛病"，令全世界谈牛色变。根据外电报道，在"疯牛病"的恐慌下，伦敦麦当劳已经停止供应招牌牛肉汉堡，改推出"蔬菜豪华堡"应对这一波牛肉危机。我们目前虽然不在"疯牛病"的暴风圈内，但是因此造成的肉食危机感，重新唤起人们对素食的重视。事实上，早在"疯牛病"成为新闻话题之前，素食已经是世界饮食潮流中值得注意的新风潮，不但国内素食人口增加快速，近几年国外也开始有具规模的素食组织出现。有趣的是，现代人学习吃素与过去基于宗教理由茹素有着截然不同的背景因素，为此还有一个"新素食主义"的名词出现，认为素食是兼有环保和健康双重好处的饮食方式。现代人摄食肉类和油脂普遍过多，吃素正好可以平衡这种偏重肉食的饮食习惯。加上医学研究报告显示，无肉食谱的确有助于降低人类罹患癌症及心血管疾病的几率，素食因此在现代人心中和健康打上了等号。从宏观的角度看，肉食并不是一种符合经济效益的饮食方式。西方的科学家做过研究，发现一亩田种植牧草养牛，只能生产1磅的蛋白质，但是如果直接种黄豆供人食用，却可以产生17磅的蛋白质，更何况动物饲养过程中，还会造成水源和土地的污染。

除此之外，现代大规模经济养殖制度也隐藏着许多问题，为了追求最大的养殖效率，牲口挤在非常有限的空间里，过着极不人道的生活，过于拥挤的饲养环境本来就容易传染疾病，饲主只好在饲料中掺入抗生素、荷尔蒙，一方面避免牲口染患疾病，一方面让它们快快长大卖钱。打了过量针剂、吃了过多抗生素的猪、牛、鸡及鱼塘里的鱼，就像温室中的花朵，已经失去抗病力，一旦疾病发生，往往就是一场瘟疫。吃肉有问题，那么改吃海鲜吧！不幸的是，根据有关资料显示，全球海域的渔获量近 10 年来有显著减少的迹象，其中 1992 年全球海洋的渔获量比起 1989 年时的最高量就减少了 5%。另外根据联合国粮食及农业组织长期追踪观察的结果，目前海洋中的鱼类约有60% 都被归为已充分捕捞、过度捕捞或捕捞殆尽的鱼种。造成全球鱼种数目快速锐减的原因很多，环境污染（尤其石油污染）只是其中之一。日新月异的渔捞技术、松懈的管理，以及人类过度的捕食，都是让现代人"食无鱼"的原因。在走过数十年狂吃豪饮的挥霍年代之后，如今的地球，牛只"发狂"、海洋逐渐被人掏空，或许人类真的应该认真坐下来重新思考我们的饮食方式了。

（三）长寿的秘诀在于素食

多吃蔬菜等碱性食物，少吃肉类等酸性食物，再配合运动、晒太阳可避免骨质疏松症。台湾花莲门诺医院骨科主任蔡庆丰指出，各民族的饮食习惯与他们的寿命、健康有密切关系。像爱斯基摩人，以及北欧的拉布兰岛人、格陵兰岛人、克基族人都是全世界消耗肉量最高的民族，而他们的平均寿命也最短，只有 30 岁。分析爱斯基摩人的饮食可以发现，他们所吃的食物是全世界含蛋白质及钙最高的，相对的，他们患骨质疏松的比例也是全世界最高的。蔡庆丰主任表示，这是因为蛋白质属于酸性食物，换句话说，肉类是酸性食物，而人体的体液是碱性的，如果摄食太多肉类，就必须从身体骨骼中释出钙质，以中和食入的酸，使身体维持在微碱状态。如果骨骼中的钙质释出太多，身体缺钙的话，便会发生骨质疏松。

世界上寿命最长的几个种族，如：厄瓜多尔安第斯山区的维康巴斯人、黑海地区的爱布克逊人，以及北巴基斯坦喜马拉雅山的宏萨人，他们的寿命高达 90 至 100 岁。研究人员发现，他们长寿的秘诀在于素食，或非常接近素食。他们不但寿命长，且健康状况非常好，他们一直工作、游玩到 80 岁，甚至超过 80 岁。

再看非洲班图族妇女的饮食，只有极低的蛋白质及钙，很多人生了 9 个孩子，每个孩子也都喂 2 年母乳，但是妈妈却没有缺钙的现象，也很少骨折，就是因为她们的饮食中多含碱性物质，像蔬菜就属于碱性食物。

在美国 65 岁的人口中，女性素食者的平均骨质流失率是 18%，但是女性肉食者的平均骨质流失却高达 35%。不过蔡主任也提醒大家注意，吃素食并非每餐都吃豆制品。吃过多的豆制品也会增加身体负担，发生痛风等疾病。健康的素食主张应该是：多吃当地（土生土长）而且是当季生产的新鲜蔬菜与水果，并且尽量生吃蔬菜，以免蔬菜在烹煮过程中大量流失丰富的维生素等营养成分。

（四）人类应以素食为主

人是肉食动物吗？人类适合吃肉类吗？美国哥伦比亚大学的韩丁顿博士，曾就人类的肠道做了一项解剖分析，证明人类是应该多摄取蔬菜水果而不适于食肉的。韩丁顿博士在报告中指出，老虎是肉食动物，它的小肠短，大肠直而且平滑。素食动物，胃复杂且大，并且分成好几个胃，如牛羊便是，小肠长，大肠也长。吃素食也吃肉的动物肠子比肉食者长，比素食者短，这类动物以猴子为代表。这种天生原始的分别是因为：肉食需要快消化，纤维少，是浓缩性蛋白质，没必要慢慢吸收，所以肠子短；而素食则需要慢慢吸收，所以肠子长。

人类的大肠约有 5 尺长，并且来回排列，肠壁并不是平滑的，而是皱叠在一起，这是人类不适合吃肉食的原因所在。肉类的纤维少，营养浓缩，所消化剩余的残渣，在人类较长的肠子中过久，就会产生毒素，增加肝脏的负担。而肉类中有许多的尿酸、尿素，增加肾脏的负担。而且肉类在酸化过程中，经过不必要的过度吸收，又缺乏纤维，很容易造成便秘。

我们知道，便秘可能导致直肠癌，肾的过度负担会破坏肾的功能。肝的过度负担会造成肝硬化，乃至肝癌。更进一步的研究报告显示，摄取高脂类的猪8个月就发生肝、脾的肿大与上皮细胞的增加。

从牙齿的比较上，也可以显示人类非肉食动物。老虎的犬齿极为发达，牛的臼齿发达，而人类也是臼齿较为发达，这就证明了人与牛都是素食动物，需要靠臼齿来磨碎纤维较多的素食。而老虎就要靠尖锐的犬齿来撕裂食物。可见人类需要素食，才能正常地发挥身体器官的每一项功能。

肉类的胆固醇与饱和脂肪会造成心脑血管疾病，今天占我们社会死因第一位的就是心脑血管疾病。人们在摄取肉食时应该要计算胆固醇的量，必须只占全部热量的10%。蛋的胆固醇含量极高，所以1星期中不要吃3个以上的蛋才能保持健康。

肉食会导致癌症已经被各种报告证实。有关研究报告指出，肉类在烧烤时，会产生一种化学物质，是严重的致癌物，试验中将此化学物质涂抹到老鼠身上，会导致癌症病变，特别是给老鼠食用后，竟然会导致骨癌、血癌、胃癌等。

现在，有部分研究报告是关于癌的转移的，虽然此观点尚不被医学界接受，但是，离不开肉类的人们仍应该知道此观点可能在近期会成为一项确定的事实。实验显示母老鼠有乳癌，结果吃母乳的小老鼠也得了癌症。又如，将人类的癌细胞接种在动物身上，动物也会得同样的癌。

关于这点，就关系到我们日常所吃的肉类。虽然，目前屠宰场都有检验，但是每日被宰杀出售的牛、猪数量庞大，检验工作并不能确保一一检查，这并非检验人员的关系，而是工作量太大。这个问题在先进的欧美国家，也无法有效控制。人们目前所能做到的，多半只是将畜禽头有问题砍头，腿有问题砍腿，只把病处丢掉，身体仍然出售。

如果猪、牛患有癌症或癌症病变，是否会影响到吃它的人呢？研究显示，很可能会转移到人类身上。

有很多人以为目前的牛、猪都是吃饲料的，而且生存时间较过去吃剩菜与草料时短，根本没有时间得癌症。但是，从小孩得癌的病例中，我们可以知道，癌并没有年龄、性别的限制。

说到吃饲料的问题，又有一项威胁人们健康的重要因素，即饲料中添加抗生素，这使得吃它们的人也摄取许多抗生素，万一生病了，医生所开的抗生素、特效药往往一点效果也没有。于是，大病就有无药可医的困扰，生命就被平时爱吃的肉类耽误而结束了。

素食对人类有极大的好处，可是，现在的人，把心思全花在肉食的享受上。

二、吃素是最宝贵的一把"金钥匙"

（一）雷久南博士的讲述

请看台湾著名身心灵养生创始人雷久南博士的讲述：屈指算来，我吃素已整整18年了。表面上看来，吃素吃荤只是一种饮食上的选择与习惯，社会上大多数人选择吃荤，少数人才吃长素。吃素的人在社交应酬上常有若干不便，有时还造成很尴尬的场面。我在经过长期素食，加上10年从事癌症研究之后，深深体会到吃素吃荤牵连到身体健康。

素食促进身心健康，在医学与营养学上已有很明确的证据，如果有谁否认，那是因为他的科学常识已经落伍，跟不上时代了。就以我个人和家人朋友的体验，吃素后，健康都有明显的改善。我在印度喜马拉雅山麓生活6个多月，完全靠蔬菜、水果及谷类、豆类、芝麻等维生，偶尔吃点酸奶，在这种情形之下，也没有另外补充维生素，更没有讲究的健康食物，连油都很少用，我反而比在美国胖一些，而且健康状况也比在美国更好。所以，吃素如能合乎自然，不故意去调太浓的味道或加工成像荤菜的素鸡素鸭等，保证健康会有改善。素食所能预防的疾病有癌症、糖尿病、心脏病、高血压、过敏、寄生虫等等。

每一个人一生中都在追求幸福快乐和健康长寿，这是轻而易举就可得到的。"吃素"是最宝贵的一把"金钥匙"，能打开人生的宝库，希望朋友们好好珍惜这把"金钥匙"，别把它扔掉了。

（二）素食是最佳良药

素食是良药，这可从个人身体来讲，并推及到地球的健康。

先从个人健康谈起，不论东西方都有"药补不如食补"的观念，饮食能影响健康，不是什么新的想法。为什么素食能维持身体健康？中国农村流传着"青菜豆腐吃了保平安"。事实上，几千年来中国农民饮食是粗茶淡饭，除了喜庆佳节，实际上多是吃素的。除了在饥荒或传染病的情况下，一般人也活得很健康。

从农业社会进入工业社会后，不但生活环境改变，连带的，饮食也有很大的改变。以前过节才有大鱼大肉，现在天天有得吃；以前白糖是奢侈品，现在随时可以购买；糙米粗面也由白米白面来代替。短短二三十年，饮食的改变已影响到一代人的健康情况。心脏病、糖尿病、癌症、肥胖症和未老先衰已是司空见惯。表面上好像平均年龄提高了，但事实上是婴儿死亡率降低。至少在美国四十岁以后的平均寿命五十年来没有增加。医学科学发达，但却没有延长寿命，这是可疑的。

现在事实证明，适当的素食不但能防病，而且可以治病。这类的书籍和杂志，真是举不胜举。随便在美国哪家书店，这方面的书都是琳琅满目。在细节上，营养学家的说法虽有出入，但大体上都提供了素食能治病的铁证。

亨利·毕勒博士在他所著《食物才是您的良药》中说，西药在任何情形下都有不良反应，往往会引起其他毛病。相反的，食物则没有这个缺点。他行医五十年，都是以食物来治疗各种疾病。患者包括好莱坞明星，葛洛莉娅·斯旺森从一九二七年起就是他的忠实学生，后来不但活得很长，而且一直保持青春。书中强调蔬菜与健康的密切关系，有一章是讲"蔬菜是您自我医疗的良药"，他举出很多如何用蔬菜来医病的例子，他曾用苜蓿、鲜奶和全麸面包治好一位农夫多年的皮肤溃烂，那位农夫从此再也不敢食用猪肉、白糖、白面。另外治疗糖尿病的方法是先让患者休息二三天，这段时间只吃芹菜、四季豆和意大利瓜煮的汤，然后回到适当的饮食，但也以素食为主。等到尿糖又出现时，再喝二三天的菜汤（不加盐），一直到找到适合个人的饮食，尿糖控制住为止。他的说法是，胰脏主要成分是钾，胰脏功能不健全时，才会有糖尿病。如补充胰脏的钾，则会恢复它的功能。钾在蔬菜里含量最丰富，尤其是钾与钠的比例，蔬菜是鱼肉的百倍。书中还提到用素食消瘤的例子，一位女明星有柚子般大的子宫瘤，也靠二年素食消掉了。

毕勒医生本人吃长素，一九六五年出书时，他已近八十岁。他对饮食的建议是少吃加工的食品和肉类，多吃蔬菜和全麸谷类。

以素食为良药的实行法可分两大支派，一派主张一切生食，尤其是以芽菜为主，当然治病成功的例子很多，但可能不适于中国人的胃口。另一吃法是以糙米、小米、荞麦和煮熟的蔬菜为主，叫大型生物相饮食法，根据居住的气候环境来决定详细吃法，强调食用季节性和地方性的食物，所采用的食物包括种子类（芝麻等）、海菜、蔬菜和根菜（萝卜等）、干果、新鲜水果、五谷和豆类，菜是煮或蒸，少吃油盐，调味用味增。大型生物相饮食法在美国风行，各地都有中心，近来癌症患者使用此项饮食法恢复健康的例子很多。

（三）含钾丰富的食物，可以防癌

钾和钠的摄取量，也会影响癌症的发展。美国德州大学安德森医院的Jansson博士将全世界 20 个国家的资料做了分析，结果发现凡摄取多量钾的地区，其患癌人数即降低，又发现凡年龄大者，身体中已有的钾极易从细胞膜漏出，一般细胞内含钾量常是钠的 10 倍，细胞在分裂（增殖）的情形下钾对钠的比例减少；癌细胞也是如此，细胞受伤时钾漏出则癌细胞立刻开始繁殖；老年人患癌的机会增加，也是因为细胞中钾的含量减少之故。细胞学的研究发现，有些癌细胞如果在它的培养液中增加了钾，它会突然变成正常细胞。血癌细胞本来不能造血，但将其培养液中的钾提高到 10 倍以上时，即有造血现象。由此证明钾的比例与癌细胞的形成有密切的关系。所以饮食疗法就是运用钾钠的增减来治疗癌症，亦即少吃盐还不够，必须同时增加钾的摄取。

含钾丰富（钾多钠少）的食物：

大豆粉、枣、胡桃、香蕉、南瓜、甜橙、杏仁、大豆、黑麦谷粒、麦胚芽、玉米粉等多为含钾量高的天然蔬菜水果，其中以大豆粉的钠钾比值为最高（830），以上皆是具有抗癌作用的食物。

不利于癌症患者的食品：

肉类食品及人工制品，如糖果、饼干、罐头、面包、熏肉、罐装玉米、罐装豌豆、火腿、一般蛋糕、撒盐饼干、青橄榄、冷切腊肠、苹果饼、鱼子酱、龙虾等均为钾少钠多，比值在 1 以下，是不利于癌症患者的食品，少吃为妙。

综上所述，我们可知饮食上以蔬菜素食为主，将是防癌、抗癌的最佳方法，偏肉食、酸性食物常是致癌的最大原因！亦即我们于日常饮食中摄取了太多的酸性食物如肉类、卵、鱼、白砂糖、白米、酒、海产等，使我们的血液变成酸性。吃了太多钠多钾少的食物，而成为癌细胞生长的最佳环境。因此只要患者或有心防癌的人们能实施蔬食、粗食，使我们的血液变成碱性，再配合医学治疗，相信治疗机会将大大增加的。

日本的片濑博士就曾说："万病的发生是由于一元酸性的血液。"而由摄取动物油脂及胆固醇所引起的血管粥样硬化、心脏病、高血压、中风、胆结石等等更是致命病症。

三、吃素可以防癌

（一）吃素可以防癌

素食者以谷类、豆类、蔬菜及水果为主，其罹患癌症的几率是否比一般人低，的确是一个有趣的问题。我们虽然没有详细的统计资料显示素食者得癌症的比率较低，但国内外一连串报告证实，比起喜吃肉食者多发癌症，素食确实可以降低患癌的危险性，两者有极明显的差异。

美国德州大学的詹森博士曾陆续做了一系列流行病学的调查统计与观察，提出一项癌症成因的假说，他认为癌症的发生和细胞早期电离子（钠、钾离子）的变化有关，他经由对地质、地理、人种、饮食生活方式、食物、年龄、纬度、高度等研究，举证历历，进而提出这种理论——当细胞内的钾离子愈高，钠离子愈低（即钾比钠之比值愈高），患癌的危险性就愈低，反之则增高。研究素食者其体内及尿液中电离子含量变化，以及食物含量的比对分析，皆符合这项说法，因此吃素可以防癌，除了有统计上的资料支持外，学理上也获得了印证。

詹森博士对食物中电离子含量的分析，显示谷类、豆类、水果及蔬菜都是属于有较高钾钠比值的食物，反观鱼、肉等动物食品虽然有相当的钾离子含量，但因钠离子含量偏高，使得钾钠比值大大降低。

吃太咸（含过多的钠离子）食物的民族，像日本、韩国及中国，胃肠道癌的发病率皆有明显增加，如食管癌、胃癌、肠癌等，而日本的胃癌患者常合并高血压发生，都证明与饮食太咸有关。依照以上观念，低钠（少吃鱼肉，不加太多盐）与高钾（多吃谷类、豆类、蔬菜、水果等）的饮食方式，对健康是有助益的，二者在防癌效果上有明显的加成作用，因此我们鼓励大家吃素。

国外素食者，其食物摄取以新鲜蔬菜、水果为主，含有较高的维生素 A、维生素 C、纤维；肠道中的纤维可以促使钠离子自肠黏膜细胞清除，降低细胞内钠离子浓度；而维生素 A、维生素 C 均有降低细胞内的钠离子及提高钾离子之作用，使钾与钠的比值改变，有益于细胞，加强了素食的功效。

（二）天然防癌饮食

饮食防癌已渐成新时代保健的趋势，美国农业部人类营养学研究中心教授拉塞尔指出，数个流行病学及防癌的研究证实，摄取 β 胡萝卜素及其他抗氧化营养素，可在体内抵抗自由基对细胞的侵害，足以作为防治癌症及心血管疾病的利器，因此他建议多吃红、黄色蔬果，以及深绿色的叶类蔬菜。

拉塞尔发表的论文指出，近年来已有多篇实证研究说明营养素与慢性疾病的关系，尤其是抗氧化营养素（如维生素 C、维生素 E、β 胡萝卜素及矿物质硒）对抗自由基的临床报告，都显示出可从天然食物中寻找癌症及其他慢性病的防治之道。

拉塞尔说明，人体体内经过新陈代谢，会产生破坏细胞活性的自由基，尤其是空气污染、二手烟、酒精、放射线、人体炎症反应等，都会加速自由基的生成。医学界认为，包括肿瘤、动脉粥状硬化、白内障等疾病都与自由基有关。所幸的是，医学界最近发现，β 胡萝卜素是最有效的抗氧化营养素，它能有效结合自由基，抑制自由基的破坏作用。

以心血管疾病的防治为例，拉塞尔指出，在一项以九万名护士为对象的研究中发现，每天饮食中添加 15 到 20 毫克的 β 胡萝卜素，罹患中风或心脏病的几率低于控制组 2 到 4 成。此外，在同一项调查中，吃 β 胡萝卜素也能有效减少罹患乳癌的危险。他强调，至今超过 25 个流行病学调查或介入性研究都显示，摄取 β 胡萝卜素可减少罹患肺癌、胃癌、食管癌等。所以，美国教育部鼓励学生每天至少应吃 5 种蔬果。

台北医学院营养系主任谢明哲指出，β 胡萝卜素可说是自由基的"终结者"，该院最近也研究证实，这种营养素可降低血脂堆积，所以也是血管的"清道夫"。他表示，其实只要每个人摄取均衡的饮食，β 胡萝卜素的摄取量应已足够，不过，如果额外补充，它并不像脂溶性维生素会在人体蓄积产生毒性，只在皮肤出现黄色。

谢明哲说，含有丰富 β 胡萝卜素的食物包括黄、红色蔬果，如芒果、红萝卜、红番薯、柳橙、苹果、菠菜、包心菜、西洋菜等。

（三）防癌，少碰脂肪酒精

纤维、蔬果，让你远离坏因子。

你所吃的食物决定你发生癌症的机会大小！

癌症的发生似乎无人能免，但过去数十年来的研究，的确显示我们可以通过生活习惯的改变来减少数种癌症的发生。人们已知不抽烟可减少肺癌的发生，而减少日晒则可减少皮肤癌的发生。美国国家癌症研究所则根据众多相关研究推断，只要我们拥有健康的饮食习惯，即可大大减少癌症的发生。

食物与癌症发生之间的关系错综复杂，坊间也充斥着各式各样互相矛盾的所谓饮食抗癌及防癌理论，使人无所适从。食物与癌症二者之间确有因果关系的证据，虽然还未能完全确定，但目前已有的各项研究显示，食用特定种类的食物确与某些癌症的发生有关。

截至目前，大多数癌症发生的确切原因仍未确定。但人们已知，遗传的因素确实使某些人有较高的癌症发生率。其中大多数癌症的发生较可能是由饮食、生活习惯及居住环境三者之间交互影响所致的。情如常见的癌症如肺癌、乳癌、前列腺癌、大肠及直肠癌等。这些癌症的发生与饮食的关系已有多种研究证实。

1. 脂肪

食物中的脂肪可借由刺激异常细胞的分裂来促进癌症的发生。有些脂质比较容易产生会破坏细胞的自由基或有毒分子。这些自由基的破坏若超过人体自然的保护机制，则可能导致包括癌症等的多种疾病发生。

脂肪与癌症发生的关系，最显著的就大肠及直肠癌。食物中与大肠癌发生几率最有关系就是红肉类，如猪、牛及羊肉。这也是美式饮食中脂肪的主要来源。脂肪由于其高热量而易引起肥胖症，肥胖则已知与子宫内膜癌、大肠及直肠癌，以及乳癌的发生有关。

2. 酒精

每日喝酒会增加罹患口腔癌、咽喉癌、食管癌与肝癌的机会。饮酒也有报告可能增加乳癌的发生率。酒精是否为直接的致癌因素，或只是一种辅助因子来加强其他致癌物质的致癌效果，目前仍未确定。另外，酗酒者也可因某种营养素的缺乏而间接地增加罹患癌症的机会。

3. 纤维素

纤维素已知与大肠癌的发生有关，但确切机制仍不明确。纤维素会增快消化后食物通过肠道的速度，这可减少肠壁与食物消化过程中产生的可能致癌分子的接触，进而减少了癌症的发生。高纤维的食物如蔬菜等，通常低脂又富含其他营养素。这种特性也可能是许多研究显示高纤低脂食物可降低癌症发生率的原因。

4. 水果与蔬菜

这两类食物是目前在减少各种癌症发生方面效果最为确定者。水果与蔬菜中所含的养分、纤维素及其他的化学物质可能都与降低癌症发生率有关。抗氧化物如维生素 C、维生素 E 与胡萝卜素可减少因自由基所导致的细胞破坏，维生素 B 群及叶酸则可以抑制正常细胞转型为恶性细胞。水果与蔬菜中几乎不含任何脂肪，同时又含大量的纤维素，这又有助减少癌症的发生。另外，水果与蔬菜也被发现有数种特殊的植物性化学物质，具有抑制癌细胞生长的效果。

四、用素食来换血

（一）素食与血质

7 年前牛尾盛保博士担任日本国立东京第一病院内科研究医师时，代表日本医界前去欧洲参加国际医学会议，考察欧美各国人民的饮食方式，发觉他们已由肉食主义进步到素食主义了。回国后他便提倡素食，并创办研究所及疗养院，专为最需要营养的肺结核患者设计并供应素食（住院疗养的患者完全素食），结果患者都获得优于动物性食物的营养，却无肉食之弊。

有种叫"胎儿性赤芽球症"的可怕病症，是刚生下来的婴儿，因血型特殊，如不马上设法救治，红细胞便迅速地不断遭受破坏，终至死亡。救治的方法是用健康人的血液来把这个婴儿的血液全部换掉。好吃肉的人，血液也以说和这种婴儿的血液相似。

肉食带给人的最大害处之一，就是对血液方面的害处。因为我们吃了太多动物性食物时，血液就变得含有大量对身体有害的毒素，就把血的"质"变坏了。这样一来，血液本来的功能就受到严重的妨碍而不能充分发挥。所以我们要从肉食的祸害中逃出来,也必须像"胎儿性赤牙球症"婴儿般地"换血"——素食。

怎样"换血"呢?首先要明白血的功能,血是在我们全身行走,无处不到,任务是向全身各处运送养分,并运走废物。这样重大的任务,必须血液本身是个"健全无病的劳动者"才能圆满达成。比如,一个家庭主妇生了病,既不能买菜做饭给大家吃,也不能把家里环境打扫干净,那这个家就不像个家了。你的血液不健康,则你的身体也就和这个不像"家"的"家"一样。

那么,要怎样才能使血液成为强壮的劳动者呢?根本之道还是在血的"质"要良好,怎样才是良好的血质呢?这就要血液经常保持适度的碱性。测血液的酸碱性,通常以 pH 值表示,pH 值 7 是中性,7 以上为碱性,7 以下为酸性,健康人的血液 pH 值是 7.35,即适度的碱性,所以微碱性的血液,就是血质好。

为什么碱性的血液就能充分发挥血液的功能,而酸性血液反而作用受阻碍呢?请你记住:血液中有 92% 是水分,其余的 8% 为氨基酸、脂肪酸、葡萄糖及各种维生素与矿物质等。由于我们吸收养分与蛋白质、脂肪和糖类时,这些成分会在体内分解而生出各种酸性物质来。例如,由蛋白质生出硫酸、磷酸,由脂肪和糖类生出酪酸、乳酸和焦葡萄糖酸等。这些酸都具有强烈的刺激性,如果留存在体内,便会生出许多意想不到的毛病,也会使血液失去其理想的功能。

为了防止具有强烈刺激性的酸性物质在体内留存过多,血液中的矿物质如钙、钾等必须特别活跃。其中钾是以与碳酸结合在一起的形态存在于血液中,也就是以碳酸钙($CaCO_3$)或碳酸钾(K_2CO_3)的形式存在于血液中。当碳酸钙与硫酸之类的强酸相遇时,碳酸钙中的钙立刻被分解出来,而与硫酸化合成为中性的硫酸钙($CaSO4$)与二氧化碳(CO_2)及水(H_2O)而被排出体外。

由上述的过程,我们知道血液要顺利地把有害的物质排出体外,发挥血液最主要的功能,血液当中必须经常含有钙、钾等矿物质,也就是要随时保持适当的碱性。为了达到这个目的，我们必须尽量避免吃能使血液产生大量酸性物质的食物。

科学上的分析研究指出，动物性的食物多数容易使血液发酸，而植物性食物大部分含有较多的矿物质。但是也有例外的，例如米是我们的主食，它不但是我们主要的热能来源，也是成长发育的必需品。它含有较多的磷质能使血液发酸，但是我们又不能不吃，因此我们必须在副食品方面，尽量摄取足够的矿物质，努力使倾向于酸性的血液保持理想的碱性。

由于一般的蔬菜都含大量的矿物质，因此多吃蔬菜能把血液当中有害的污垢洗刷干净，经过洗刷干净的血液，流到身体的每一部分，才能充分发挥其本来的功能，保持精力充沛、生气十足的健康身体。要晓得素食使我们的血液经常保持微碱性，造出理想的好血质，这是健康的根本，非常重要。假如你一向是特别偏爱肉食，极少甚至不吃蔬菜，那你的血液一定是酸性，请快用素食来"换血"吧！

（二）血液的酸性与碱性

我们的血液在正常情况下是偏碱性的，并且由于体内有自动调节酸碱的能力，纵遇特殊情况也不致有大的变化。可是人因劳动当然就有疲劳，而"疲劳"这件事就生理现象看，也可以说是物质在体内燃烧所生的代谢产物增多的现象；这个"代谢产物"是一种"酸"（叫乳酸及焦性葡萄糖酸），这种酸一增多，当然血液变得倾向于酸性，即 pH 的数值变小。

换句话说，疲劳就是血液倾向于酸性的现象，而"消除疲劳"就是使血液恢复微带碱性的原状。一个人在疲劳后能不能迅速使血液恢复微碱性，取决于体内调节酸碱能力的强弱。糖尿病患者所以常陷于疲倦中，就是体内调节酸碱的能力太弱了，血液常倾向于酸性。

我们体内必须常储备充足的调节能力，使血液不容易倾向于酸性，纵有此倾向也能立即恢复过来。在体内担任调节酸碱工作的主角是"钙离子"，通俗地说，我们体内钙充足，则调节酸碱的能力就强。

现在大家也常听说有酸性食物和碱性食物，但要弄清食物的酸性或碱性，不是凭食物酸不酸来决定的，而是取决于食物在体内燃烧后的成分是呈酸性还是碱性的。为了常保体内的钙离子充足以调节酸碱，我们必须多吃含钙的碱性食物。碱性食物的代表有蔬菜、水果、海藻类等。

（三）吃肉等于制造毒血

导致人们罹患癌症等恶疾的"酸性血液"是怎样造成的呢？根据科学分析，鱼、肉、蛋等动物性食品属于酸性食物，会使人体血质变酸，抵抗力减弱，而且动物的死肉中，含有毒性的血液和其他排泄物、分泌物，这些都是危害人体健康的致命物质。人类要解除这一层威胁，唯有从饮食着手多摄取蔬菜、水果等植物性食物，使血液变成微碱性，这种纯净的血液能使人抵抗力强，体力充沛，身体健康，各部功能不易老化。因此，我们欲从肉食祸害中脱逃出来，须做一次彻底的"换血"，其唯一的方法，便是——吃素食。

医学研究调查发现：癌症在血液呈酸性反应时才开始发作，换言之，如果人体血液保持弱碱性反应，则不易致癌；亦即癌细胞易繁殖于偏食肉类、蛋类、海产类等酸性食品者体内，所以避免癌症的发生必须保持血液的弱碱性，而癌症患者如果能将体内的酸性血液特质加以调整改变，在饮食上多摄取蔬菜、水果、海藻等碱性食物，使血液转变为弱碱性，则癌细胞在营养失调下，即可被抑制并降低繁殖力，如果再配合药物的治疗，癌细胞在健康的环境下更易于被控制与扑灭，复发的比例也大为降低。

一般人常以为吃炖鸡、炖鸭或者新鲜的鱼、蟹、龙虾等动物性食品，可以滋补虚弱的身体，殊不知这些食品会使患者的血液更为酸化，反而使癌细胞繁殖更快，真是适得其反！有些医师忽略这种原理，只讲求癌症患者的营养补充，结果愈是进补各种酸性食物，愈是增加癌细胞的活力，因此，一些被认为有效的药物却不能将癌症有效地控制或扑灭，以至转移、复发的病例层出不穷，所以血液的酸化颇值得我们深思。

（四）食物的酸性与碱性

一个人想要健康的身体，规律的生活、适当的运动、均衡的营养，三者缺一不可。前两项相信大家都能了解，最主要在于自己的恒心、毅力，时时刻刻提醒自己达成，使之成为生活的一部分。至于第三点除了落实之外，最重要的是了解、掌握正确的饮食观念，才能收到事半功倍之效。均衡的营养需要多方面的考虑，例如，认识营养成分，如蛋白质、脂肪、维生素、矿物质等。坊间相关书籍甚多，可多加参考、充实，以吃出营养。此外，还需从中医的观点了解食物属性，达到补养、调理之效，即所谓"热者寒之、寒者热之"的食疗原则。

现在再补充一个现代医学非常重视的酸碱性问题。健康人的血是弱碱性的，一般初生的婴儿多属于弱碱性体质。可是随着内（体内）、外环境的污染，不当的饮食习惯，使我们的体质逐渐转为酸性，这种现象也代表健康亮起了红灯。

为什么人体会由最初的碱性转为酸性？除了生活不规律、承受过多压力、情绪紧张外，过量摄取酸性食物是最主要的关键。

我们的饮食中有许多都属于酸性食物，例如，肉类、乳酪制品、蛋、牛油、火腿等。摄取过多的酸性食品，血液会倾向酸性而变得黏稠，不易流到毛细血管的尖端，容易造成手脚或膝盖的冷寒症，以及肩膀僵硬和失眠等症状。以蛋黄而言，蛋黄会在胃中形在 50% 的酸性；至于肥猪肉，心血管疾病和胃肠疾病患者应禁食或少食。

各种蔬菜、水果大多属碱性，为防止酸性过多或中和酸性以维持体内的酸碱平衡，平日宜多吃蔬果。

正常饮食中，酸、碱性食品的比例以 1：3 为宜，酸性食品摄取太多，体质容易改变为酸性，若有糖尿病、痛风、高血压等症，也很容易发病，不可不慎。常见酸、碱性食品列举如下。

强酸性食品：如蛋黄、乳酪、白糖做的西点，或柿子、乌鱼子、柴鱼等。

中酸性食品：火腿、培根、鸡肉、鲔鱼、猪肉、鳗鱼、牛肉、面包、小麦、奶油、马肉等。

弱酸性食品：白米、落花生、啤酒、油豆腐、海苔、文蛤、章鱼、泥鳅等。

弱碱性食品：红豆、萝卜、苹果、甘蓝菜、洋葱、豆腐等。

中碱性食品：萝卜干、大豆、红萝卜、番茄、香蕉、橘子、南瓜、草莓、黄瓜、蛋白、梅干、柠檬、菠菜等。

强碱性食品：葡萄、茶叶、葡萄酒、海带、海带芽等。

强碱食品可多吃、常吃，尤其天然绿藻富含叶绿素，是很好的碱性健康食品；若以酒类来说，葡萄酒是较好的选择，但仍属酒类，不可过量。

五、肉食的害处

（一）肉食的害处

医学检验报告显示：肉类腐坏所产生的有毒细菌，少则每克 10 万个，多则每克 9000 万个，普通烹饪烧煮的温度并不能全部杀死这些细菌。

科学家又提出许多病毒不能用 X 光或紫外线摧毁！新闻周刊（1990.6.4）上刊登了英国疯牛病、羊瘙痒症和猫畜死亡与人类脑部穿孔、失明、死亡的神秘关系，引起 1/4 的英国人停止吃牛肉，各地学校、医院、养老院的菜单上，都取消了烤牛肉、牛排、牛肉香肠和牛肉饼。

另有报道说，肉食对人体的影响是加速成熟和衰老。如爱斯基摩人及游牧民族以肉和脂类为主食，不但早熟，也早死，前者的平均寿命只有二十七岁半。

肉食的害处已渐渐为医学家所发现，因此，他们提出衷心的警告：肉食者迟早要付出健康的代价，虽然年轻时看来身体强壮，到后来肝、肾等器官，一定会受到严重的损害。

您对于慢性自杀式的饮食——食肉吃荤，能再不下决心戒除吗？

素食者蛋白质的摄取量是否足够，是最令人争议的！但是，现代医学界发现，引发人们争议的理论基础，竟是片面实验的结果。

根据美国华盛顿的国际研究机构和国际 Cerontologists 组织最近的研究结果，可以将人类蛋白质的需要量降低至原先的一半，而且各种研究机构的共同发现是：绿色植物和没加工的五谷所含的蛋白质，品质高于所有动物性的蛋白质——肉、蛋、牛奶等。

德国的 Maxplanck 学术中心营养生理部自 1967 年以来得到肯定的结论：植物性蛋白质一直比动物性蛋白质品质好。食肉所得到的"快感"，事实上是肝在紧急状况下设法排出过剩的蛋白质所产生的错觉。而且肉含有新陈代谢的毒素——格散停，其性质非常接近咖啡和熏肉所含的生物碱（具刺激性）。

实验显示素食者的身心反应是：消化良好、肠胃通畅、胃口大开、睡眠安稳、慢性病消除、对疾病抵抗力增强、少病、心情开朗、健康获得改善等。

在实行素食的初期，大部分人的体重会下降，这是可喜的现象，因为身体要排出旧的、不好的细胞，才能组织新的细胞。不久之后，肤质变佳、体态的匀称将使人惊奇！另有少部分的人会有头痛、发烧或精神不振的现象，这是体毒排得太快，毒素还在血液里循环所引起的，这些现象很快就会过去，过后就会有脱胎换骨的感觉。

身体，是您所吃食物的产物，聪明有智的读者，应该以最好的原料——

素食——构筑健全完美的身心；莫在躺卧病床时，再悲吟"病后方知身是苦"的哀曲！

（二）第一号"杀手"——肉食

随着经济的发展，肉食在人类饮食中的分量不断增加。当肉食猖狂地占据餐桌时，人类也攻占了医院、手术室、病房和药柜，不然也是半个生病的文明人。"肉食"已是大多数人的饮食习惯，但是，人类对肉了解多少呢？希望所有阅读本书的人，都能够深切地体会——人类举起屠刀挥向动物的同时，也正挥向自己！

医学研究证明摄取肉、蛋、乳制品会增加乳癌、结肠癌、卵巢癌、子宫颈癌、肺癌及其他癌症的罹患几率，而素食可大幅度降低罹患癌症的几率，所以华德威烈医生说："回过头来看看数据，红肉的最适当摄取量是零。"目前癌症罹患率正随着肉、蛋、乳品摄取量的增加而增高。癌症逐渐成为最大的死亡原因。美国是动物食物摄取量最大的国家之一，1992 年平均每天有 1400 人，一年有 51 万人死于癌症，死亡人数比二战、越战和韩战阵亡的美军人数的总和还多。美国已开发国家的医学机构对癌症做深入的追踪调查及研究，以下列出几项代表性的结论。

（1）美国每十个女人有一个患乳癌，肉、蛋、乳制品的摄取量越大，患乳癌的几率也越高。

（2）东京国家癌症研究院花十年的时间追踪调查 122,000 个健康人罹患乳癌的情形得到的结论是：每天吃肉者，罹患乳癌的人数为不吃或少吃肉者的四倍。蛋、乳制品吃得越多的人，乳癌的罹患率也越高。

（3）结肠癌致死的人数随平均食肉量的增加而增加。北美、西欧以肉为主食的地区，患癌症的人很多。苏格兰人食肉为英格兰人的 1.2 倍，是结肠癌罹患率最高的地区之一。世界性的研究证实，每一个肉食摄取量高的地区，结肠癌的罹患率都偏高。

（4）明尼苏达大学公共卫生学院进行过一项长达二十年的卵巢癌研究（论文刊登在 1985 年 7 月 19 日的美国医学会杂志），结论是："妇女每周有三天以上吃蛋者，患卵巢癌的几率较每周仅一天吃蛋或都不吃蛋的妇女高三倍。"

（5）少吃肉的美国加州摩门教七日教派之教徒，罹患癌症的几率为一般美国人的一半。印度人以素食为主，癌症患者很少。

（6）以 5 万素食者为研究对象，癌症罹患率很低。

（三）吃肉易得癌症

曾有医生讲述道：我每天接到各地的电话，来向我求诊求救的患者，最多的是癌症，次为心脏病。每夜总有十多个这种危急患者或其家属，请求我用"神力"救命！其实，我哪有什么"神力"？我有的只是日常的预防建议，他们又不爱听，到了患者病入膏肓，才来找我，我哪有本事救命？患者之中，不少是至死不悟的，宁可病急乱投医，吃那些未经医学化验证明的草药偏方，也不肯接受我的素食建议，有些人病危还给喂肉汤、补品！

肉类除了含有太多胆固醇和饱和脂肪外，还会产生太多尿酸与其他毒素。动物在被屠宰作生死挣扎时，细胞就会产生激素，化学性相当高，它在极端恐惧与含恨之中，所产生的化学性激素，加上细胞所未排出的废物，与死亡后尸体腐化所形成的毒素，都是对人体健康有毒害的。

尿素太多，会引起许多疾病，这已是一般常识。肉类所含的毒素，随便举例来说，有苯基嘌呤（Benzapyrene）与甲基胆菲（Methylene），这两种都是致癌物质（香烟内也含有苯基嘌呤）！

医学实验证明，用很少量的苯基嘌呤喂白老鼠，初次被白老鼠的体内抗体抵抗而消灭，但连续喂食苯基嘌呤，白老鼠就得了胃癌与白血病、骨髓癌等癌症，导致死亡！

肉类，尤其是烤牛肉，形成的毒素 PAH（Polycyclic Aromatic Hydrocarbons），已经被很多医学专家指出是与癌症有关的，爱吃烤肉、烤鸡、烤鸭的人，患各种癌症的机会比不吃肉的人多得多！

有些动物在被屠宰时，已经身患癌瘤，它的癌瘤病毒，存在于它的肉、内脏及血液的细胞之中，人吃了它们，就是把癌毒往自己肚里吞！而癌毒与有些形成疾病的病毒，不是普通的烹、煮、油炸、烧、烤的温度所能消灭的。换言之，人若吃了它，就很有可能得癌症或其他恶疾。

还有，烹制肉类所使用的各种化学剂，例如，中国腊肉、腊鸭用的硝（Nitrates 类），西餐用的使牛排软化的嫩肉粉（Meat Tenderizer）、酒类（威士忌、白兰地、康那克等烈酒）与肉类结合后，都可能形成致癌物质。看一看医学研究报告开列的肉类致癌物质，竟有二三十种之多！那些化学名词，这里不一一列出及翻译了，通称之为肉类所含的致癌物质。

当然，肉类所含的毒素，以及它因烤、炸及与配料化学剂所结合生成的毒素，不止上述这些，还有很多已经化验证实的致癌物质，以及被怀疑而未经证实的。

患有癌瘤的猪、牛、鸡、鸭越来越多，这是因为现在的饲养主大多数希望早日养肥了牲口，早些上市赚钱，于是就饲以种种化学药剂或荷尔蒙，使动物生长得又快又肥，于是出现"打针鸡"、"打针猪"、"打针牛"。

以美国而论，美国的药厂每年所销售的抗生素，有将近一半货品是卖给世界各地的大小牧场，估计价值达四亿三千五百万美元之多，饲主使用这些抗生素拌入饲料内，饲喂家畜家禽，这些抗生素从青霉素到四环素，种类繁多，这是用来防治畜禽瘟疫疾病的。抗生素在畜禽体内固然杀死了若干病菌，但是也刺激他们的细胞产生很多激素与抗体；这些抗体，连同残余的抗生素毒质，很难被高温消灭。吃肉的人天天吃那么多肉类，把畜禽的病菌、抗体、化学药品毒素、抗生素、废物、尿素等都吸收到自己体内，怎能不患癌症！尤其是烤焦的肉类与油炸的鱼虾肉类，高温使它的动物性饱和脂肪与上述各种物质变成了致癌毒素，更是可怕！难怪喜食烤肉与油炸鱼虾肉类的人，有那么多患了癌症！

（四）肉食致癌的原因

不论试管、动物、人类试验和人口研究都得到相同的结论：吃最大量的含抗氧化剂食物（蔬果）的人，癌症、心脏病和传染病的罹患率最低，让人不得不信服。

吃动物食物致癌是由于肉、蛋、乳制品中含大量的脂肪、蛋白质、残余农药、荷尔蒙、镇静剂、防腐剂及其他毒素。此外牛肉烧烤过程产生大量的苯基嘌呤（一公斤牛肉所含苯基嘌呤相当于六百只香烟的含量），实验发现喂以苯基嘌呤的老鼠，很快地罹患胃癌及血癌。肉色增红剂的硝酸盐、亚硝酸盐及苯基嘌呤、戴奥辛、DDT 等均为致癌物质。

医学研究发现，摄食过多肉食的致癌原因如下：

（1）英国与美国的科学家曾以肉食与素食者肠内微生物作比较，发现两者有明显的不同：肉食者肠内所含的微生物，与消化液发生作用时，所产生的化学物质被认为会导致癌症。

（2）肉食中的脂肪，部分在体内进行分解生成反应性极高的自由基（Free Radical），切断脆弱的 DNA 后开始产生癌细胞。身体内的抗氧化剂如 β 胡萝卜素、维生素 C 和维生素 E 可以保护细胞免于这种伤害。

抗氧化剂食物：β 胡萝卜素可由深绿色蔬菜、水果中获得、维生素 A 可由柑橘、红色的蔬菜水果中获得；维生素 C 可由柑橘类、瓜类、莓类、绿色蔬菜获取；维生素 E 则由绿色蔬菜、坚果及种子中摄取。

（3）酸性血液是癌细胞的温床。蛋白质及脂肪在体内吸收消耗后生成酸性物质。蛋白质生成硫酸、磷酸、尿酸等；脂肪则生成脂肪酸。这些代谢后的酸性物质均被身体组织排放于血液中。体内于是排出钙以中和酸性血液。血液中的钙离子可维持细胞的渗透压。若平日摄取的酸性食物过多，以致产生很多的酸，而血液中的钙离子不足以中和这些酸时，血液即呈酸性。由于血液中钙离子缺乏，细胞的渗透压不能平衡，细胞内的镁离子会由细胞膜渗出，此时，血液中之含镁量即增加。

细胞内的镁离子渗出后，细胞膜即出现皱纹而呈现老化，以电子显微镜观察得知：致癌的滤过性病毒等，即附于老化细胞的皱褶上，并侵入细胞而繁殖——人就得癌症了。如果日常摄食均为强酸性的肉、蛋、乳制品，则血液持续呈酸性，癌细胞就会迅速地繁衍蔓延（扩散），即使用有效的药物也难以控制治疗，那么悲惨的命运不想而知。若改摄食蔬果等碱性食物，使血液呈健康正常的微碱性，便可抑制癌细胞的生长、繁殖，使病情好转，乃至恢复健康，这是医学上不争的事实。

注意：血液呈酸性时，不仅是癌细胞的温床，还会引发多种其他病症。

（五）如何减少致癌机会

美国国家科学会综合各方研究资料，提供减少患癌机会的具体建议如下。

1. 减少脂肪的摄取

美国人的卡路里有40%来自脂肪，科学会建议降低为30%，事实上仍然比日本人的10%偏高很多，因为一般人的饮食习惯很难改变，故30%的建议，是希望容易达成目标，推行顺利，至少可能减少美国患乳癌与直肠癌两种普遍癌症的人数。

2. 多吃蔬菜水果及带麸的谷物

因为它们都含有保护作用的植物荷尔蒙与维生素C。前面所提及的是引起癌症的食物，现在所谈的是一些具有保护作用的食物。人体能够排毒，全靠肝脏的功能，肝脏进行排毒，须有各式各样的氧化酶的参与。植物荷尔蒙能增加酶的形成。在动物实验中发现，如喂饲致癌食物，而同时给予含植物荷尔蒙很多的蔬菜，则其患癌机会即降低。植物荷尔蒙在幼嫩的蔬菜中含量特别丰富，所以能多吃、常吃嫩芽，应对癌症有益处。一般的蔬菜如花菜、包心菜、结球甘蓝中的含量也很高。植物荷尔蒙还有一项特性，就是较不受加热的影响，在烹熟之后，还是会发生作用。

其次，纤维可以减少排泄物在肠内的停留时间。纤维的来源，多存于五谷、麸皮及糙米中，此种粗糙食物中，所含的矿物质也多些。在美国曾发现南方土壤中硒（一种具有防癌作用的矿物质）的含量比北方高，所以癌症患者也比北方少。一般人如果饮食太精致，就会造成矿物质摄取不够，所以提倡吃粗面糙米，是很合乎营养学的。

豆类中含有的蛋白酶抑制剂，也有保护作用，此物对于由化学药物引起的癌症很有效。实验中一组用黄豆，另一组用牛奶，结果吃黄豆一组的发癌率比喝牛奶一组低，即因豆中含有蛋白酶抑制剂之故。这也说明了河南林县食管癌患者特别多的原因，因为林县几乎不产黄豆。相反的，在距该县车程不到四小时的范县，其食管癌患者大大少于林县，因该地黄豆生产多，居民经常用黄豆磨粉或浆，混合做饼吃。这是很值得注意的。

3. 少吃熏肉或盐腌食物

因其在制造过程中常易产生致癌物质。

4. 减低致癌物的污染

例如在谷物贮藏期中，应该尽量减少黄曲霉毒素的形成，此物毒性很强，我们在实验中，只用很少分量，即可引发癌症。黄曲霉毒素系黄曲霉菌及其他真菌之代谢产物，此类真菌在160℃经一小时或在121℃ 15磅压力之下，亦须十五分钟才能杀灭。而其所产之毒素，在更高温度及压力之下，纵将谷物本身组织与营养物同时破坏，亦不容易破坏它。此毒素一旦进入人体之后，即蓄积在肝脏中，不易排出，影响肝功能，为肝病形成原因之一。因此，一般谷物，均应尽快干燥贮藏，除减少真菌污染外，亦使其缺乏繁殖产生毒素的条件；最好不要贮存过久，及早食用新鲜品。已发霉的花生、黄豆、玉米及其产品，均不可食用。

5.减少烟酒的使用

我们只能说吸烟是促成癌症的主要原因之一，我们决不会说凡是吸烟的人，一定会得癌症。实际情况是：在肺癌患者当中，90%以上都是有吸烟习惯的人，其他当然也与空气污染等有关。吸烟与饮酒常是分不开的，酒能使致癌物易于溶解，深入皮肤，增加致癌作用。此点特别重要，希望能有助于大家戒除烟酒。

3 | 第三章
有所食有所不食——抗癌的功勋食材

一、葱

葱在中国栽培历史悠久，现代农业将其划分为 3 个变种，即大葱、分葱和楼葱。大葱在中国栽培面积最大。中国是大葱的原产地之一，在悠久的栽培过程中，通过进化和选择，形成了众多的地方品种。根据葱白形状、分蘗习性等又分为棒状大葱、鸡腿大葱和分蘗大葱 3 个类型。其主要成分多种，有挥发油、甾体皂苷类化合物、黄酮化合物、维生素、多糖类等。近年来，从日本、韩国等国家和地区引进了大量新品种。有研究者比较了大葱营养品质及其不同类型或品种之间的差异，结果见附表 5。

中医学认为，大葱味辛性温，有发表、解毒等功效，能发表和里、通阳活血、发散风邪、安胎止血，对感冒风寒头痛等均有较好治疗作用。葱还可起到发汗、祛痰、利尿作用。李时珍在《本草纲目》中记载，葱可以除风寒、身痛、麻痹、虫积、心痛、妇人妊娠溺血。葱的药用部分指的是近根部的茎，称为葱白，其气味辛辣，性温，有发汗解热、散寒通阳的功效。现代药理研究也表明，葱白有发汗解热的功效，可健胃、利尿、祛痰，对痢疾杆菌、葡萄球菌及皮肤真菌也有一定的抑制作用。葱含蒜素、二烯丙基硫醚、亚油酸、多糖等等，其挥发成分具抑菌作用。葱中含有相当数量的维生素 C，有舒张小血管、促进血液循环的作用。经常吃葱的人即便脂多体胖，但胆固醇并不增高，而且体质强壮。大葱主要的药效可以归结如下。

1. 解热祛痰

大葱的挥发油等有效成分，具有刺激身体汗腺、发汗散热之作用；葱油刺激上呼吸道，使黏痰易于咯出。

2. 抗菌抗毒

大葱中含有的大蒜素，具有明显的抵御细菌、病毒的作用，对痢疾杆菌和皮肤真菌抑制作用更强。

3. 促进消化

大葱还有刺激消化液分泌的作用，能够健脾开胃，增进食欲，还能清除胃肠污垢和浊气。

4. 防癌抗癌

大葱含果胶，能够明显地减少结肠癌的发生，有抗癌作用。另外，大葱富含大量的有机硫化合物和黄酮醇，我们平时闻到的洋葱和大蒜的气味就是由有机硫化合物发出的。幽门螺杆菌可谓是胃癌的"头号通缉犯"。研究表明，当有机硫化合物达到 40μg/ml 浓度时便能有效抑制幽门螺杆菌感染，此外，黄酮醇还能帮助人体降解致癌物。葱内的蒜辣素也可以抑制癌细胞的生长，例如，大葱提取物能明显抑制体外培养的胃癌细胞生长增殖，即可诱导胃癌细胞分化，又可诱导胃癌细胞凋亡，其起主要作用的部分为脂溶性大葱油部分。此外，大葱还含有微量元素硒，可降低胃液内的亚硝酸盐含量，对预防胃癌及多种癌症有一定功效。

5. 防治心脑血管疾病

现代药理研究揭示，大葱有降低血脂、减少胆固醇在血管壁上沉积、清除血液中纤维蛋白原、防止血栓形成等功用。所以，大葱是心脑血管疾病患者一种价廉效优的保健品。经常食用，可以软化血管、稀释血液，不但能改善冠状动脉血液循环，防治冠心病，而且对促进大脑血液运行、防治中风及脑动脉硬化均有重要意义。因而，无论是养生保健，还是防治心脑血管疾病，均应"咬定大葱不放松"。

6. 防治感冒

葱还能预防春季呼吸道传染病，有效地治疗伤风感冒。人一旦出现打喷嚏、流眼泪、流鼻涕等症状时，取葱白咀嚼至出汗即可除病。

7. 补充能量

大葱含有多种营养成分，眼睛容易疲劳及患有失眠、神经衰弱的人，多吃些葱可以精力充沛，提高工作效率。患有贫血、低血压的人多吃些葱可以补充能量。

8. 防治糖尿病和高血压

如今，糖尿病和高血压已成为现代人的一种"流行病"，不管是年轻人还是中老年人均可能发病，并且发病率有日益增高之趋势。现代研究发现，只要一日三餐不离大葱，就能有效地预防此类"流行病"的发生。药理研究显示，大葱中所含的名为前列腺素 A 的物质，是一种作用较强的血管扩张剂，具有舒张血管、降低血压功能，故经常食用大葱，能使血压恢复正常水平。另外，大葱还具有降低血糖之效用，这可能与大葱含有较多纤维素有关。纤维素在肠道中能阻止糖分吸收，使血糖水平保持稳定。因而，高血压及糖尿病患者只要每日坚持生吃大葱，对降低血压与血糖会大有裨益。

9. 安胎通乳消乳痈

大葱具有温中安胎、通乳汁清乳痈之功效，妊娠期妇女，经常食用大葱，能够发挥温脾胃、安胎元之效用，对于防治胎漏、胎动不安，即现代医学所谓的先兆流产具有显著疗效。乳汁分泌不足及乳痈、乳腺炎是哺乳期妇女的常见病、多发病。现代研究表明，大葱可刺激乳腺分泌乳汁、舒张乳腺管，故对于防治产后妇女乳汁分泌不足及乳腺炎具有积极作用。因此，不论是孕妇还是产妇，为了防止先兆流产及急性乳腺炎的发生，都应把大葱列入自己的保健品之列。

10. 聪耳明目

大葱中所含的前列腺素 A 能扩张小动脉，降低血液黏稠度，增强血管弹性，对改善眼底小动脉血液循环及防止内耳血管病变所致的耳鸣耳聋等症具有积极治疗作用，故古代医家对大葱的这一作用均有述及，如《本草纲目》有大葱能"利耳鸣"，《本草易读》有大葱"益目利耳"之说。所以，经常食用大葱，对于防治中老年人各种耳目疾病具有十分重要的意义。

11. 利水消肿

用于特发性水肿。特发性水肿主要发生于妇女，更年期妇女尤为常见。本病常表现为面部、眼睑或下肢水肿，自觉身困肢重，肾功能检查却无异常发现。中医认为，本病主要是机体阳气运化水湿功能减退所致。大葱具有温通机体上下阳气、利水消肿之作用，故特发性水肿患者及更年期女性，经常食用大葱，不但会有利于水肿消退，而且还能防止水肿再度发生。

二、蒜

大蒜为百合科葱属植物生蒜的鳞茎。在中国，大蒜进入人类餐桌已有

5000 年的历史，自古就是药食同源的宝贵资源。中医学认为，大蒜性温、味辣，具行气、消炎、祛风、止痢、散痈消毒等功效。随着对大蒜研究的不断深入，发现大蒜具有抗菌、消炎、杀虫、抗癌、降血压、降血脂、降低胆固醇、预防动脉粥样硬化、抑制多种肿瘤的发生等作用。近年来研究表明，大蒜在抗凝血、降血压、解毒、抗癌、抗氧化、抗衰老及有机体的细胞介导免疫、体液免疫调节等过程中都可起到重要的作用。其主要起作用的是大蒜油中的成分。近年来的研究表明，大蒜的有效成分为大蒜新素，即二烯丙基三硫醚，是大蒜油的主要成分。

大蒜为世界各国民间的传统药物。据史书记载，系张骞通西域时传入我国，原名"葫"。因味道与小蒜相同，称大蒜。《本草纲目》称为荤菜，《和汉药考》称为天师葫。中医最早记载大蒜的药用见于唐朝苏敬的《新修本草》中，提到大蒜可下气、消谷、化肉。明朝李时珍《本草纲目》中记载大蒜捣汁饮治疗吐血、心痛，煮汁饮治疗角弓反张。

为证明大蒜是否可防治疾病，科学家从大蒜中提取了水溶性、脂溶性物质，采用现代技术进行研究。通过无细胞系统、动物模型、人群实验评价其可靠性，预防和治疗实验仍然处在早期阶段。很多研究表明大蒜很可能是疾病预防和治疗的补充方法。这尚需进一步进行人体实验研究，以及观察他与其他药物一起应用于人体的作用和毒性。

大蒜素具有独特的药理活性——容易透过磷脂膜和红细胞膜进入细胞内，从而与一些膜内巯基化合物相互作用，发挥其药理作用。近年来，随着大蒜素在临床上应用的开展，国内外对大蒜素的药理作用研究越来越广泛、深入。

1. 抗菌

大蒜素被誉为天然广谱抗生素药物，能抑制多种细菌，其抗菌原理是分子中的巯基可抑制与微生物生长繁殖有关的含巯基酶。大蒜素分别与抗菌药物头孢唑林或苯唑西林体外联合作用于临床分离的革兰阳性球菌，包括金黄色葡萄球菌和表皮葡萄球菌的抗菌效应时，采用棋盘法和微量肉汤稀释法测定不同浓度组合的这2组抗菌药物对40株革兰阳性球菌的最低抑菌浓度（MIC），并采用最低抑菌指数（FIC）判定联合用药的抗菌效应，结果发现，头孢唑林或苯唑西林与大蒜素联合作用于革兰阳性球菌，基本上表现为协同和相加的抗菌效应。大蒜素对解脲脲原体有较强的抑杀作用，与临床常用的大环内酯类和氟喹诺酮类抗生素相仿。

大蒜素对多种真菌，如白色念珠酵母菌、隐球菌、烟曲霉菌、喉真菌、白色假丝酵母菌、热带假丝酵母菌及近平滑假丝酵母菌等具有明显的抑杀作用，并对炎症并发深部真菌感染也有一定的抑制作用。大蒜素亦具有明显的抗病毒效果。

2. 降血压与降血脂

随着对大蒜素研究的深入，有关大蒜素降低高血压和扩张血管的报道也越来越多。聂晓敏等发现大蒜素可增加一氧化氮合酶（iNOS）活性，提高体内一氧化氮（NO）水平，并认为大蒜素舒张血管的效应正是通过激活 iNOS 及增加 NO 水平而实现。体外研究发现，大蒜素可通过 NO 产生舒张血管作用，并提高血小板内及胎盘绒毛膜组织和绒毛膜癌组织中 iNOS 和 NO 水平。进一步的体内研究也表明，大蒜素的舒张血管作用与增加 NO 水平有关。

大蒜素可明显降低喂以高脂饲料小鼠的血清总胆固醇（TC）、甘油三酯（TG）和低密度脂蛋白胆固醇（LDL-C）水平及提高高密度脂蛋白胆固醇（HDL-C）含量，其作用与剂量呈正相关；大蒜素可在不同程度上提高血清 LCAT、心肌 LPL 和 HL 的活性，并在一定程度上降低肝脏（HMG-CoA）还原酶活性；体外实验中，大蒜素可抑制胆固醇微胶粒的形成，表明其具有显著的降血脂效应，这可能是由于促进了脂蛋白之间的代谢与转化，也可能是因为抑制了肠道胆固醇的吸收，减少了肝脏胆固醇的合成。动物试验表明，大蒜素可明显减少心肌梗死模型大鼠心肌梗死面积。

3. 抗癌作用

大蒜素对胃癌、结肠癌、肝癌、肺癌、前列腺癌、乳腺癌、卵巢癌、胃癌、白血病等多种肿瘤均有明显抑制作用，它在 $100\,\mu mol/L$ 浓度下能明显抑制肿瘤细胞增生，并诱导肿瘤细胞凋亡，对正常细胞则无此作用。

4. 降血糖

糖尿病是以血糖升高和尿糖为特点，进而导致多脏器损害的综合征。如何逆转糖尿病的高血糖状态一直是国内外学者研究的焦点，胰岛素在调节机体血糖水平中起着非常重要的作用，而大蒜素的降血糖作用主要是通过提高胰岛素水平来实现的。病理学观察证实，大蒜素可促进胰腺泡心细胞转化、胰岛细胞和 R 细胞增殖，使内源性胰岛素分泌增加而发挥降血糖作用。

三、茶叶

1945 年 8 月，一颗原子弹使日本广岛 10 余万人丧生，遭受辐射伤害的数十万人若干年后大多患上了白血病和各种癌症，先后死亡。幸存的有三种人：茶农、茶商和嗜茶者，可谓是因茶得福，世人称之为"广岛现象"。 1984 年至 1995 年主要集中在茶多酚对人体各种癌症的活体外和活体内研究，证明了茶叶对各种动物癌症有明显的预防和治疗效果，包括皮肤癌、肺癌、食管癌、胃癌、十二指肠癌、小肠癌、胰腺癌、直肠癌、膀胱癌、前列腺癌和乳腺癌等。

据统计有若干国家的 20 多家实验室利用茶提取物和茶多酚在动物实验中对抗不同器官的癌症。用 1.25g 绿茶加 100ml 沸水的茶汤作为小鼠的唯一饮料，可使化学致癌物诱导的小鼠肺肿瘤减少 36% ~ 44%，使肿瘤的繁殖降低

44% ~ 60%。去咖啡因茶和红茶也具有同样效果。此外，用绿茶或红茶处理动物可使实验动物的食管癌、胃癌或皮肤癌减少 70%。

流行病学调查表明，饮茶较多的人患胃癌的危险性较低。过去认为饮茶会使食管癌发生率提高的报道是由于饮热茶而引起的，如饮用正常温度的茶还可降低食管癌的发生。饮茶抗癌的有效剂量的研究表明，当仓鼠饮用 2 ~ 3 杯茶后，血液中茶多酚含量相当于抗癌实验中的有效剂量浓度。

喝茶为什么能防癌？因为茶叶（主要是红茶和绿茶）具有以下作用。

（1）抗氧化作用：有研究者比较了红茶、绿茶和 21 种蔬菜和水果的抗氧化活性，结果表明，绿茶和红茶中的茶多酚对超氧阴离子自由基的抗氧化活性比所有供试的蔬菜和水果要高出许多倍。

（2）对致癌过程中关键酶的调控：人体肿瘤的形成要经历引发、促发和蔓延三个阶段，而这些阶段都受大量酶类控制。茶叶的抗癌机制与其对这些关键酶的控制有关。茶多酚抑制对肿瘤具有促发作用的酶类活性；多酚可促进具抗癌活性的酶的活性。

（3）阻断癌症发生过程中的信息传递。

（4）抗血管形成：茶叶中的儿茶素类化合物抑制血管形成的有效浓度甚低，和饮茶者血管中存在的儿茶素类化合物浓度相当。

（5）抗细胞凋亡作用。

鉴于饮茶的抗癌效果，日本已提出了利用绿茶进行两阶段的癌症预防计划，第一个阶段即将绿茶用于一般人群延迟癌症的发生，第二阶段是用绿茶和抗癌药物对癌症患者进行处理以防止复发、肿瘤增殖和转移。美国目前也已批准将绿茶作为预防癌症的药物在美国使用，1997 年美国食品和药物管理局（FDA）批准用绿茶胶囊作为第一阶段临床实验药用，第二阶段的临床实验也即将进行。除了上述有计划的开发应用外，还有以下茶叶抗癌食疗法供参考：

配方 1	【原料】龙井茶 8g，枸杞叶 10g，虾仁 250g，蛋清 1 只，精盐 4g，淀粉 35g，猪油 250g，黄酒、味精适量。
	【用法】茶叶、枸杞叶沸水涨开，沥水与其后炒熟之虾仁拌和食用。
	【功效】滋阴壮阳，排毒驱邪。
	【主治】膀胱癌、小便有血。
配方 2	【原料】红茶 3g，猕猴桃 50 ～ 100g，红枣 25g。
	【用法】猕猴桃 + 红枣 +1000ml 水煮沸至 500ml，加红茶再煮 1min，分 3 次饮之。
	【功效】健脾益气，解毒抗癌。
	【主治】艾滋病及各种癌肿。
配方 3	【原料】绿茶 3g，米仁、白茅根各 30g，白花蛇舌草 15g。
	【用法】后 3 味加 1L 水煮沸 15 ～ 20min，取汁泡绿茶即可。
	【功效】清热利湿，凉血止血。
	【主治】膀胱癌，血尿。
配方 4	【原料】绿茶 2g，醋制郁金粉 10g，炙甘草 5g，蜂蜜 25g。
	【用法】加 1L 水煮沸 10min，取汁饮之。
	【功效】行气解郁，凉血祛瘀，抗癌。
	【主治】肝癌、胃癌和食管癌。

四、蘑菇类

日本的一项实验证明，香菇中多糖体的抗癌率达 80% ～ 95%，对多种恶性肿瘤如白血病、食管癌、胃癌、肠癌、肺癌、肝癌等都有显著疗效。香菇中含有一种"β-葡萄糖苷酶"的物质，可加强机体的抗癌作用。日本的一项实验证明，香菇中多糖体的抗癌率达80%～95%，对多种恶性肿瘤如白血病、食管癌、胃癌、肠癌、肺癌、肝癌等都有显著疗效。

另外，癌症在初起阶段，坚持吃香菇，可以抑制其发展，甚至可以使其消失。这是因为香菇不但含多糖，而且还含有干扰素的诱导剂——双链核糖核酸，能够进入癌细胞抑制其增殖。在各种癌症手术后，持续食用香菇，还可以防止癌细胞的转移。

金针菇茎内有一种蛋白，它可以刺激宫颈癌患者体内的天然抗癌机制，从而使患者依靠自身免疫力来对抗癌细胞。松口蘑含有十余种有效的抗癌成分，其中松茸多糖是目前所知最强的辅助性T淋巴细胞的刺激剂，它能有效抑制癌细胞的生长，具有强烈的抗辐射、抗肿瘤活性、抗放射性物质伤害机体细胞和抑制肿瘤细胞增殖的作用，并能吸收、排泄致癌物质，阻止化学物质、放射线和病毒致癌。

五、胡萝卜

研究发现，胡萝卜含有的胡萝卜素在体内可转化为维生素A，维生素A有防癌抗癌作用。胡萝卜还含有较多的叶酸，而叶酸亦有抗癌的作用。所含有的木质素能提高生物体免疫能力2～3倍，从而间接地抑制或消灭体内的致癌物质和癌细胞。此外，胡萝卜中的钼也可以防癌抗癌。所以，常吃胡萝卜能预防癌症发生。

六、红薯

在20种对肿瘤细胞有明显抑制效应的蔬菜中，红薯排在第一位，熟红薯的抑癌率为98.7%，生红薯为94.4%。

研究者发现，红薯中含有抑制癌细胞生长的抗癌物质，名为糖脂；红薯中还有一种活性物质叫脱氧异雄固酮，它可以抑制和杀灭癌细胞，并且能使衰弱的免疫系统重新振作，防治乳腺癌和结肠癌。

七、葡萄

葡萄具有较强的抗癌作用，因为它含有的白藜芦醇可以防止健康细胞癌变，并能抑制已恶变细胞扩散。

在包括葡萄、桑树和花生在内的 70 多种植物中都发现了白藜芦醇，不过，以葡萄及葡萄制品中的白藜芦醇含量最高。所有的葡萄酒中都含有一定量的白藜芦醇，含量最高的是红葡萄酒，因此经常饮用红葡萄酒有一定的防癌作用。

八、柚子柑橘类

存在于天然食品中的钙可以预防大肠癌，而最好的补充钙的天然食品之一是柚子，每 100 克柚子含钙达 519 毫克，所以经常食用柚子可预防大肠癌的发生。柚子还可以作为癌症患者放疗前的预防保护性食品。科学家还发现，柚皮本身有和人参一

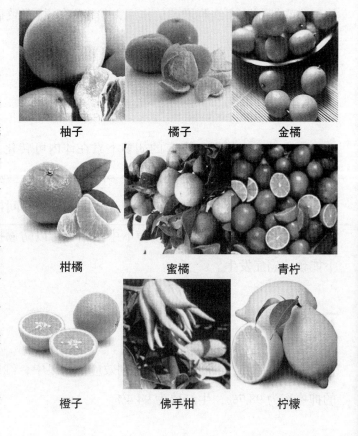

柚子　　　　橘子　　　　金橘

柑橘　　　　蜜橘　　　　青柠

橙子　　　　佛手柑　　　　柠檬

样强的抗癌活性，对子宫颈癌细胞的抑制率在体外试验中高达 70% ~ 90%。

柑橘汁中存在着一种抗癌作用很强的物质，即"诺米林"，它能使致癌化学物质分解，大大降低其毒性，还可切断病毒核酸的长碳链，抑制癌细胞生长，防止胃癌的发生。

此外，柑橘中还存在一类叫萜烯的物质，它和浆果中存在的鞣花酸能激活细胞中的蛋白分子，将侵入人体细胞中的致癌物质包围起来，并利用细胞膜的吞噬功能，把致癌物质排出细胞外，从而防止癌症发生。

九、海产品

当前，从海洋生物中提取的各种海洋药物，已在防癌抗癌中显示出独特的功效。海带、紫菜、裙带菜等海藻类，都具有一定的抗癌作用。海藻内含有多种微量元素，碘的含量尤其丰富，且其有机碘在体内吸收、排泄比较缓慢，对预防癌症相当有效。

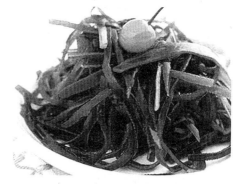

海带中除含有蛋白质、脂肪、矿物质等多种营养素外，还能有选择性地滤除锶、镉等致癌物。同时，由于它所含的纤维素不易被消化，能增加大便量，促使体内某些致癌物的排泄，有助于防癌保健。

海鱼中也含有抗癌健身物质。比如，鱼肝油中某些物质对白细胞产生的肿瘤坏死因子和白细胞间质有一定的抑制效

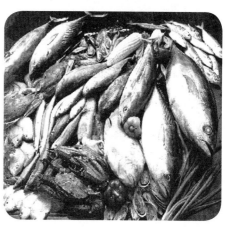

应,适量食用鱼肝油,不仅有利于人体炎症的消除,还可以改善人体排尿功能,减少血液中的杂质。

鲨鱼软骨中含有一种抑制肿瘤血管形成的因子,因此可以抑制肿瘤生长,从鲨鱼肝中分离的鱼鲨烯抗癌效果较好,毒性较低。海参中所含有的渗参素、刺参苷和酸性黏多糖等活性成分,亦具有抗癌及抑制癌细胞转移的作用。

十、芦笋

芦笋即龙须菜,含有多种抗癌营养成分。首先,它富含一种能有效抑制癌细胞生长的组织蛋白;其次,芦笋中大量的叶酸、核酸、硒和天冬酰胺酶,能很好地抑制癌细胞生长,防止癌细胞扩散;第三,也是最重要的一点,即芦笋提取物能促使癌细胞DNA双链断裂,这就使芦笋抗癌具有了科学家最希望的选择性:既可以直接杀灭癌细胞,对正常细胞又没有不良反应。

需要注意的是,当芦笋用来辅助治疗肿瘤疾患时,保证每天食用才会有效。芦笋可炒、煮、炖、凉拌,也可以做汤,但不宜生吃,否则可能引起腹胀、腹泻。

十一、番茄(西红柿)

番茄中含丰富的番茄红素,具有独特的抗氧化能力,能清除自由基,保护细胞,使脱氧核糖核酸及基因免遭破坏,阻止癌变进程。其细胞素的分泌,能激活淋巴细胞对癌症细胞的溶解作用。番茄除了对前列腺癌有预防作用外,还能有效减少胰腺癌、直肠癌、喉癌、口腔癌、肺癌、乳腺癌等的发病危险。

十二、黄豆

黄豆对预防乳腺癌、结肠癌和直肠癌效果非常好。饮食中只要含有5%的黄豆或其制品，就能显著抑制诱发乳腺癌的化学致癌物。黄豆中含有丰富的异黄酮，这是一种较弱的雌性激素，更年期前的妇女经常食用黄豆，能对雌激素的分泌有良好的调节作用，从而减轻更年期症状，也能调节乳腺对雌激素的反应，使乳腺组织不易发生异常改变，具有预防乳腺癌的作用。

黄豆中含有的多种微量元素，如钴、硒、钼等，常食黄豆和豆腐，能明显减少患结肠癌和直肠癌的危险。

十三、卷心菜（圆白菜）

（1）圆白菜中含有丰富的维生素 C、维生素 E、胡萝卜素等，总的维生素含量比番茄多出 3 倍，因此，具有很强的抗氧化作用及抗衰老的功效。

（2）圆白菜富含叶酸，而叶酸对巨幼细胞贫血和胎儿畸形有很好的预防作用，因此，怀孕妇女及生长发育时期的儿童、青少年应该多吃。

（3）富含维生素 U，维生素 U 对溃疡有很好的治疗作用，能加速溃疡的愈合，还能预防胃溃疡恶变。

（4）圆白菜中含有丰富的萝卜硫素。这种物质能刺激人体细胞产生对身体有益的酶，进而形成一层对抗外来致癌物侵蚀的保护膜。萝卜硫素是迄今为止所发现的蔬菜中最强的抗癌成分。

（5）新鲜的圆白菜有杀菌、消炎的作用。咽喉疼痛、外伤肿痛、胃痛、牙痛时，可以将圆白菜榨汁后饮下或涂于患处。

（6）圆白菜含有丰富的异硫氰酸丙酯衍生体，能杀死人体内导致白血病的异常细胞。

（7）圆白菜中含有丰富的吲哚类化合物。实验证明，"吲哚"具有抗癌作用，可以避免人类罹患肠癌。

十四、茄子

中药许多方剂及民间验方中，时常使用"秋后老茄子"、"霜打茄子"。越来越多证据表明，茄子具有抗癌功能。曾有试验证明，从茄子中提取的一种无毒物质用于治疗胃癌、子宫颈癌等收到良效。另外，茄子中含有龙葵碱、葫芦素、水苏碱、胆碱、紫苏苷、茄色苷等多种生物碱物质，其中龙葵碱、葫芦素被证实具有抗癌能力，茄花、茄蒂、茄根、茄汁皆为良药，古代就有秋茄根治疗肿瘤的记载。

茄子还含有丰富的营养成分，除维生素 A、维生素 C 偏低外，其他维生素和矿物质几乎跟西红柿差不多，而蛋白质和钙甚至比西红柿高 3 倍。

十五、苦瓜

苦瓜在民间受到的待遇两极分化严重，不少人很"好"这一口，也有人对其敬而远之。但真正给它"好身份"的却是明代大医学家李时珍,他称其为"一等瓜"，是不可多得的抗癌瓜。

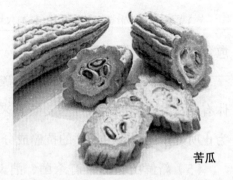

苦瓜

西医更证明，苦瓜的抗癌功效来自一种类奎宁蛋白，它是一种能激活免疫细胞的活性蛋白，通过免疫细胞做"二传手"，将癌细胞或其他不正常的细胞杀掉。苦瓜种子中含有一种蛋白酶抑制剂，能抑制肿瘤细胞分泌蛋白酶，从而抑制癌细胞的侵袭和转移。

十六、麦麸

别名麸子，小麦磨粉时脱下的种皮，用作饲料，不食用。用麦麸喂牲口，皮肤红润，毛发油亮，极显健康状。现麦麸日益受到人们的重视，为了健康，西方不少机构号召人们吃全谷食物、全麦食物。

麦麸是小麦主要营养成分的"仓库"，B族维生素、硒、镁等矿物质及纤维素几乎都集中在它身上。它能预防并治疗结直肠癌、糖尿病和高胆固醇血症、高脂血症、便秘、痔疮等。因此，不少专家认为，麦麸是最好的防癌食物纤维。

4 第四章
拒 绝 肺 癌

肺癌已成为目前人类因癌症死亡的主要原因,有专家称肺癌和艾滋病是
21 世纪与不良生活习惯有关的危害人类健康最严重的两种疾病。在 28 个发
达国家中,肺癌已成为恶性肿瘤中最常见的死亡原因。有资料表明,我国肺
癌发病率将在相当长时期内呈现显著上升趋势。

肺癌有以下两种基本类型:①小细胞肺癌(SCLC)或燕麦细胞癌,三分
之一的肺癌患者属于这种类型;② 非小细胞肺癌(NSCLC)类,三分之一的
肺癌患者属于这种类型。还有一种癌症类型是嗜银细胞瘤。肺癌患者大多数
是男性,男女之比约为(4~8):1。患者年龄多在 40 岁以上,支气管腺瘤
病例有时发病年龄更小一些。

一、 引发肺癌的危险因素

肺癌的确切病因至今尚不明确。经过多年的大量调查研究,目前公认下
列因素与肺癌的病因有密切关系。

1. 吸烟

大量调查资料都说明肺癌的病因与吸纸烟关系极为密切。肺癌发病率的增
长与纸烟销售量增多呈平行关系。纸烟中含有苯并芘等多种致癌物质。实验动
物吸入纸烟烟雾或涂抹焦油可诱发呼吸道和皮肤癌肿。有吸烟习惯者肺癌发病
率比不吸烟者高 10 倍,吸烟量大者发病率更高,比不吸烟者高 20 倍。20 世纪
末,西欧国家随着妇女吸烟者日益增多,女性患者肺癌的发病率也明显升高。

临床确诊的肺癌病例中，每日吸纸烟 20 支以上、历时 30 年以上者，约占 80% 以上。近 20 ~ 30 年，我国吸烟的情况非常严重，近 3 亿人口有吸烟习惯。京、津、沪等大城市男性成年人吸烟率近 50%，女性近 5%，青少年中吸烟者亦为数不少，如不采取必要措施，控制、劝阻吸烟，则今后 10 ~ 30 年 我国肺癌发病率必将进一步增长。长期吸烟可致支气管黏膜上皮细胞增生，诱发鳞状上皮细胞癌或未分化小细胞癌。无吸烟嗜好者，虽然也可患肺癌，但腺癌较为常见。

2. 大气污染

肺癌的发病率工业发达国家比不发达国家高，城市比农村高，厂矿区比居住区高，主要原因是由于工业和交通发达地区，石油、煤和内燃机等燃烧残留物和沥青公路尘埃产生的苯并芘、致癌烃等有害物质污染大气。调查材料说明大气中苯并芘浓度高的地区，肺癌的发病率也增高。大气污染与吸纸烟对肺癌的发病率可能互相促进，起协同作用。

3. 职业因素

经过多年的调查研究，目前已公认长期接触铀、镭等放射性物质及其衍化物、致癌性碳氢化合物、砷、铬、镍、铜、锡、铁、煤焦油、沥青、石油、石棉、芥子气等物质，均可诱发肺癌，主要是鳞状上皮细胞癌和未分化小细胞癌。

4. 肺部慢性疾病

如肺结核、矽肺、尘肺等可与肺癌并存。这些病例癌肿的发病率高于正常人。此外肺支气管慢性炎症以及肺纤维疤痕病变，在愈合过程中可能引起鳞状上皮化生或增生，在此基础上，部分病例可发展成为癌肿。

5. 人体内在因素

如家族遗传，以及免疫功能降低，代谢活动、内分泌功能失调等也可能对肺癌的发病起一定的促进作用。

二、肺癌早期危险信号

（1）骨关节症状：此类症状较为多见。由于肺癌细胞可产生某些特殊的内分泌激素（异源性激素）、抗原和酶，这些物质运转作用于骨关节部位，而致骨关节肿胀疼痛，常累及胫、腓、尺、桡等骨及关节，指（趾）末端往往膨大呈杵状指，X线摄片检查可见骨膜增生。

（2）肩背痛：肺外围型肺癌常向后上发展，侵蚀胸膜，累及肋骨和胸壁组织，从而引起肩背痛。这类患者很少有呼吸道症状。

（3）声音嘶哑：肺癌转移灶压迫喉神经，可使声带单板机麻痹而致声音嘶哑。由于肺癌的转移灶在早期即可出现，并且转移灶有时可长得比原发灶快，因此转移灶的临床表现可先于原发灶出现。

（4）神经系统症状：肺癌脑转移可出现头痛、呕吐、突然昏迷、失语、偏瘫等神经系统症状，因肺部症状不明显，常误诊为脑血栓、脑肿瘤。

（5）男性乳房肥大：男性肺癌患者，有 10 % ~ 20% 出现乳腺肥大，有单侧肥大，但多数为双侧肥大，而且这种症状出现时间比咳嗽、痰中带血、胸痛、气促等肺部症状早一年左右。这是因为某些肺癌细胞能分泌出绒毛膜促性腺激素，这种激素可引起乳腺组织增生，使乳房肥大。

三、肺癌的预防与保健

（一）肺癌预防三环节

1. 戒烟，越早越好

第一个环节当然是戒烟。关于戒烟的必要性，强调三句话，第一句是任何时候戒都不晚，第二句是香烟越早戒越好，第三句是戒烟必须坚持到底。

2. 饮食，多摄入三类食物

讲到饮食，人们常以为只与胃肠道肿瘤有关。其实，饮食与肺癌也有关系。肺癌至少与三类食物摄入过少有关：缺少新鲜水果和蔬菜、低硒饮食、豆类的摄入不足。

为什么要多食用新鲜水果和蔬菜呢？原因在维生素上，维生素 A 会延缓细胞角化，防止细胞发育障碍、癌变；维生素 C 则能阻断体内外致癌性亚硝基化合物的形成，促进体内干扰素的合成。另外，维生素 E 具有抗氧化作用，它能削弱致癌物对人体的损害，抑制致癌物的游离基团形成。因此，美国专家建议，每天食用 5 份以上的新鲜水果和蔬菜。他所说的 1 份，包括半杯熟的或生的水果和蔬菜、一杯生的带叶蔬菜、一块中等大小的新鲜水果或 170 克水果汁、菜汁。当然，这份菜单是对美国国民说的。中美两国的国情、饮食结构不一样，我们可以有我们自己的饮食方法和饮食量。

说到硒，大家可能很陌生。其实世界卫生组织在 20 世纪 80 年代就宣布，硒与肿瘤细胞具有强亲和力，可以阻断肿瘤细胞的能量供应，使它因能量枯竭而凋亡。医学研究也表明，肿瘤患者体内血硒含量比正常人低 3 ～ 6 倍。食物中，大蒜、海产品、谷物、蘑菇、芝麻、芦笋、蛋类等含硒比较多。但要提醒大家的是，过量的硒会让人中毒，应每天不超过 300 微克。

此外，大豆中至少含有 5 种物质具有防癌功效，促进人体造血，营养神经，既可减慢老化、增强脑力、提高肝脏的解毒功能，又能降低血脂、解除疲劳、预防癌症，可以说是益处多多。

3. 环境，少些空气污染

肺癌的发病原因还有一个是大气污染，注意生活环境，还要注意致癌物、放射物等的影响。

（二）别把肺癌当成肺炎治

肺癌的常见症状包括咳嗽、咯血、胸痛等，但往往又易被患者所忽视。凡是以往无慢性呼吸道疾患的人，尤其是 40 岁以上、经过积极治疗、咳嗽持续三周以上不愈的，应警惕肺癌的可能，须做进一步检查。至于老年慢性支气管炎患者，肺癌的发病率较一般人高，但其早期的咳嗽症状常易与原有的慢性咳嗽相混淆，这时必须要注意咳嗽性质和咳嗽规律的改变。由于癌组织对支气管黏膜的刺激，肺癌患者的咳嗽常为刺激性呛咳和干咳、痰少，与原有的四季发病规律不符，经积极抗感染治疗无效，症状反而加重。

咯血是肺癌的第二个常见症状，常因癌组织侵犯支气管黏膜而引起。咯血量一般很少，常为血丝痰，可持续数周、数月或呈间歇发作。由于咯血量少或间歇出现，易被人忽略。事实上，中年以上出现血痰者，约半数为肺癌所致。在周围型肺癌中，胸痛可为首发症状，主要是由于癌组织浸润胸膜所致。

总之，咳嗽、咯血、持续胸痛是肺癌的重要信号，尤其 40 岁以上，又有长期、大量吸烟史的人，更应想到肺癌的可能。

（三）定期拍片早发现肺癌

肺癌的早期症状主要有咳嗽、痰中带血、发热及胸痛等，当患者去医院就诊时，容易被误诊为"肺部炎症"，经抗炎或抗结核治疗后不见好转再检查时，往往已发展成中、晚期肺癌。从临床统计看，1 期肺癌从出现症状开始到确诊，时间为 7 天到 4 年不等，一半以上患者为 1 ~ 6 个月，只有 17% 左右的患者是 1 年以上才确诊的。因此，对有咳嗽、痰中带血、胸痛、发热等症状，胸部 X 线拍片显示肺部阴影的患者，如果经抗感染治疗两周以上症状仍无减轻或消失，特别是阴影位于肺部上叶前段、舌段或下叶的背段时，要考虑肺癌的可能。从临床来看，有 80% 左右有上述情况的患者经检查后被确诊为肺癌。所以，凡有上述症状的患者应及时去医院做必要的检查，如纤维支气管镜、胸部 CT 或核磁共振扫描、经皮穿刺等。另外，还可以做血液化验，包括癌胚抗原、唾液酸试验、血淀粉酶等。有时一次查不清，要反复检查，直到查清楚为止。定期进行必要的胸部透视和拍片，是发现无症状肺癌的一个主要方法，应该予以重视。另外，对一些有肺外症状及体征的人，如有杵状指（趾）、突发的皮肤病、面色黧黑、高血钙等表现的人，也要做进一步检查，以防止早期肺癌被漏诊。

（四）预防肺癌的措施

（1）戒烟，这是预防肺癌最有效的方法；

（2）少饮烈性酒；

（3）不吃腐烂变质食物，少食腌制食品；

（4）进食时，应细嚼慢咽，不食过烫食物；

（5）脂肪摄入勿过多，摄入量控制在摄入总热量的 30% 以下，即每日食用动植物性脂肪 50 ~ 80g：多吃新鲜蔬菜和水果，每天供应 10g 纤维和一般水平的维生素；

（6）少吃烟熏食品；

（7）不滥用药物，尤其不要滥用性激素类药及有细胞毒性的药物，防止药物致癌；

（8）每日进食水果、蔬菜、粗制谷类。例如常吃苹果可以减少患肺癌的危险性。苹果中所含的黄酮类化合物是植物通过新陈代谢产生的重要的抗氧化物质，是减少肺癌发病率的主要原因。

（五）肺癌的几点预防方法

肺癌主要是环境性因素引起的疾病，其中吸烟是重要的致癌因素，因此劝阻吸烟对肺癌的预防有积极意义。根据肺癌的病因，提出以下几点肺癌预防方法：

（1）禁止和控制吸烟：禁止和控制吸烟，首先要着眼于减少吸烟者在人群中的比例，需要制定一定的法律或条例限制人们，特别是限制青少年吸烟。

（2）控制大气污染：做好环境保护工作，有效地控制大气污染，从而达到预防肺癌的目的。

（3）职业防护：对开采放射性矿石的矿区，应采取有效的防护措施，尽量减少工作人员受辐射的量。对暴露于致癌化合物的工人，必须采取各种切实有效的劳动防护措施，避免或减少其与致癌因子的接触。

（4）防治气管炎：由于慢性支气管炎患者的肺癌发病率高于无慢性支气管炎者，所以积极防治慢性支气管炎对预防肺癌有一定的意义。特别是要劝导患慢性支气管炎的吸烟者戒烟，因为患慢性支气管炎又吸烟人群的肺癌发病率更高

（5）早期发现、早期诊断与早期治疗：对早期肺癌的筛查至今仍不令人满意，在人群中普查肺癌的费用非常昂贵，而对降低肺癌死亡率的作用很小。

四、肺癌患者饮食调理

早中期的肺癌患者，其消化系统功能是健全的，在临床诊断后，应抓紧时间给机体补充营养，以提高身体素质，增强抵抗力，防止或延缓恶液质的出现。在临床治疗以前营养素较充分、机体状况较好的患者对化疗、放疗的耐受力较强，治疗效果亦较好。同样机体状况较好的患者较营养状况较差的患者更易接受手术治疗并能较快康复。所以早中期肺癌患者在消化吸收能力允许的条件下应尽快补充各种营养素，如优质的蛋白质、碳水化合物、脂肪、无机盐和多种维生素。

针对肺癌患者咳嗽、咯血等症状，中医学有许多养阴润肺和止咳止血、收敛的药方和食方。例如有养阴润肺作用的食物有杏仁、海蜇、百合、荸荠等，而藕节、莲子、柿子、鸭梨、山药、白木耳等都有止咳、收敛止血的作用。根据民间的验方，肺癌患者还可以吃蛤蚧、龟板膏、鱼肉、糯米等滋阴补养的食品。

同消化道肿瘤相比，肺癌患者的饮食应是比较好解决的。除上述中医中药的滋补食品外，肺癌患者宜选用牛奶、鸡蛋、瘦肉、动物肝脏、豆制品、新鲜的蔬菜水果等等。可以尽量增加患者的进食量和进食次数。要注意：肺癌患者应忌腥、油腻食物，禁辛辣和烟、酒等刺激性食物。

五、肺癌患者如何进补

当肺癌患者身体逐渐恢复健康，全身免疫功能、抗癌能力都比较强后，就可以反过来有效地抑制癌细胞生长。从这个角度来说，增加营养不会加速肿瘤细胞的生长。而中医强调辨证施食，比如说，患者的舌苔是腻的，黄腻或白腻，就应该吃健脾化湿的食物，比如：米仁、扁豆等，而甲鱼肯定是不能吃的，因此，进行食疗应根据患者的具体情况而定。

适量饮用红酒有助于预防肺癌。红葡萄酒之所以有抗癌功效，是因为其中含有单宁酸和白藜芦醇。单宁酸是一种抗氧化剂，而白藜芦醇则可以抑制癌细胞的形成和增殖；而白酒之所以增加患肺癌的危险，是因为其中的乙醇在起作用。虽然所有的酒类中都含有乙醇，但红葡萄酒中抗癌物质的含量却超过其乙醇含量，所以 能够起到预防肺癌的作用。

六、预防肺癌的食材

（1）芦笋（龙须菜）：被誉为最理想的保健食品，列为世界十大名菜之一。

本品含有芦笋素，天门冬酰胺、天门冬氨酸及多种甾体等物质，对高血压、心脏病、心率过速、疲劳、水肿、膀胱炎、排尿困难等症均有一定的疗效。

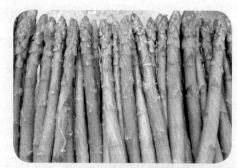

（2）蘑菇：包括香菇、冬菇、平菇、猴头菇等，富含多糖类成分。科学实验证明，多糖能调节人体"抗癌系统"免疫功能，从而抑制癌细胞生长，减轻癌症患者的症状。

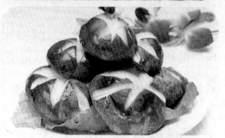

（3）茄子：性味甘、凉，有散血止痛、利尿解毒等功效。主含龙葵碱，其含量以紫皮茄为多，动物实验证明，此物质可抑制消化系统癌症。

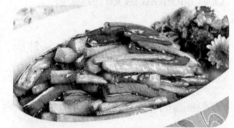

（4）甘蓝（卷心菜）：性味甘、平，有补骨髓，利关节，壮筋骨，益脏器和清热痛等功效。目前已知其中所含的成分吲哚-3-乙醛及黄酮类化合物，可诱导肝脏中芸烃羟化酶活性提高54倍，使小肠黏膜此酶活性提高30倍，预示着抗癌力显著增强；有研究发现本品能降低胃癌、结肠癌及直肠癌的发病机会。

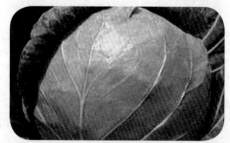

（5）萝卜：有清解，利尿，消炎，化痰止咳等功效。萝卜含抗癌物吲哚，实验表明可减少动物肿瘤的生长。许

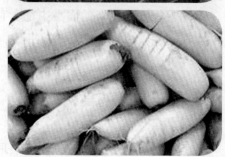

多老中医特别推崇萝卜，希望大家多食萝卜少喝酒。食肉须加用萝卜，不但能防病治病，同时有防治癌症的作用，近年来发现锌元素有很强的抗癌活性，而锌在萝卜中含量较高。

七、预防肺癌的食谱

1. 冰糖银耳羹

（1）取 1 朵银耳，提前一晚泡水至完全发透，以剪刀剪去硬头，撕成小块备用。

（2）将枇杷花用水冲净，装入煲汤专用袋。

（3）将所有处理好的银耳、枇杷花一起放入炖盅，隔水以中小火炖 1.5 小时，加入红枣。

（4）加入冰糖再炖半小时，最后倒进洗净的新鲜百合，焖 2 分钟，即食。

（营养功效）

百合：润肺止咳，清心安神，补中益气，清热利尿，清热解毒，凉血止血，健脾和胃。

枇杷花：润喉、润肺、化痰止咳、清火解热，治头痛、伤风、鼻流清涕等。对肺部及呼吸道疾病有极好功效。

银耳：性平无毒，既有补脾开胃的功效，又有益气清肠的作用，还可以滋阴润肺，对支气管炎等有显著疗效。

红枣：健脾益胃、补气养血、安神润燥，有抗过敏作用。

2. 莲子百合粥

（1）莲子、百合、薏米洗净，用水泡开。

（2）锅洗净，加入两碗水，放入莲子、百合、薏米。

（3）小火煮15分钟即可。此粥中，百合味甘微苦，性平，入心、肺经，有润肺止咳，养阴清热，清心安神，益气调中等功效。莲子主补脾胃，养神益气；与百合和莲子搭配协调，能产生清心安神，养阴清热的功效。

3. 黄芪粥

黄芪 30g，粳米 60g，煮粥加白糖适量食用。用于肺癌脾虚者。

4. 枸杞粥

鲜枸杞 100g，粳米 60g，煮粥，每日食用两次。用于肺癌脾肾两虚者。

5. 百合粥

干百合研粉30g（鲜者加倍），粳米 100g，加冰糖适量，煮粥早、晚服。用于肺癌咯血。

6. 三鲜饮

鲜茅根 150g 切碎，鲜藕 200g 切片，鲜小蓟根 100g，煮汁常饮，一日四至五次。用于肺癌咯血或痰中带血。

7. 五汁饮

鲜茅根 20g，雪梨（去皮）100g，鲜藕 50g，鲜麦冬 10g、荸荠（去皮）50g，榨汁，冷饮或汤服，每日数次。用于放疗伤阴者。

8. 雪梨膏

雪梨 20 个去核，榨取汁，兑炼蜜，收膏，每次服 20ml，一日两次。

用于放疗伤阴者。

9.薯芋半夏粥

清半夏 30g，用温水泡去矾味，以砂锅煎取清汤 200ml，去渣入山药细末 50g 煎二三沸，粥成后加白砂糖，每日作早、晚餐服。用于化疗伤阴者。

10.山药桂圆炖甲鱼

山药片 30g，桂圆肉 20g，甲鱼 1 只（重约 500g），先将甲鱼宰杀，洗净去杂肠，连甲鱼带肉加适量水，与山药桂圆清炖，至烂熟吃肉喝汤。用于化疗脾肾两伤者。

5 第五章
直面肝癌

原发性肝癌是由肝细胞或肝内胆管上皮细胞发生的癌，原发性肝癌是我国最常见的恶性肿瘤之一，尤其是大肝癌，生存期短，治疗棘手，素有"癌中之王"之称。全世界每年新发肝癌中 42% 出现在我国，已占我国肿瘤死因的第 2 位。目前肝癌的早期诊断率虽有所提高，但临床上仍以晚期肝癌为主，肝癌患者的生存率仍然不高。肝癌在我国南方的某些地区发病较多。发病年龄多在中年以上，男多于女，男女之比约为（3 ～ 5）：1。

我国以东南沿海地区为多见。每 10 万人中有 14.58 ～ 46 人患病。江苏启东和广西扶绥为高发区。肝癌患者中约有 1/3 的患者有慢性肝炎史，澳抗（HBsAg）阳性率明显高于低发区，目前发现丙型肝炎病毒感染和乙型的感染一样，与肝癌发病有密切的关系，乙肝肝炎病毒和丙型肝炎病毒肯定是促癌因素之一。肝癌患者中合并有肝硬化者约 50% ～ 90%，近年来发现丙型病毒性肝炎发展为肝硬化的比例不低于乙型肝炎。在欧美国家肝癌常发生在酒精性肝硬化的基础上。

一、引发肝癌的危险因素

（1）肝炎：乙肝病毒与肝癌发病有密切关系，近年发现丙肝病毒也与肝癌发病有关。

（2）肝硬化：各种原因引起的肝硬化与肝癌的发病有密切关系。

（3）黄曲霉毒素：动物实验证明，黄曲霉毒素 B_1 是动物肝癌的最强致癌剂，食用霉玉米、霉花生能致肝癌。

（4）遗传因素。

（5）水源污染。

（6）其他一些因素：如亚硝胺、农药、酒精中毒等因素损害肝脏而导致癌变。

二、肝癌早期危险信号

肝癌的起病比较隐匿，早期一般没有任何症状，当患者出现明显的临床症状时，病情往往已属于中晚期。肝癌的典型症状基本相同，其首发症状以肝区疼痛最为常见，其次是上腹部包块、纳差、乏力、消瘦、原因不明发热、腹泻、腹痛、右肩酸痛等。也有部分患者表现为肝硬化的一些并发症，如黑便、呕血、黄疸等。少数患者因转移灶引起的症状而入院，这些症状多不具有特殊性。下面主要就肝癌的一些常见症状作一介绍。

1. 肝区疼痛

绝大多数中晚期肝癌患者以肝区疼痛为首发症状，发生率超过 50%。肝区疼痛一般位于右肋部或剑突下，疼痛性质为间歇性或持续性隐痛。钝痛或刺痛，疼痛前一段时间内，患者可感到右上腹不适。疼痛可时轻时重或短期自行缓解。疼痛产生的原因主要是肿瘤迅速增大，压迫肝包膜，产生牵拉痛，也可因肿瘤的坏死物刺激肝包膜所致。

2. 消化道症状

食欲下降、饭后上腹饱胀、嗳气、消化不良、恶心等是肝癌常见的消化道症状，其中以食欲减退和腹胀最为常见。腹泻也是肝癌较为常见的消化道症状。

3. 发热

相当一部分的肝癌患者会出汗、发热。多数发热为中低度发热，少数患者可为高热，在 39℃以上，一般不伴有寒战。肝癌的发热多为癌性热，这是因为肿瘤组织坏死后释放致热原进入血液循环所致。

4. 出血倾向

肝癌患者常有牙龈出血、皮下瘀斑等出血倾向，主要是由于肝功能受损、凝血功能异常所致，这在肝癌合并肝硬化的患者中尤为多见。消化道出血较为常见，主要是由于门静脉高压导致食管和胃底静脉曲张所致。事实上，消化道出血也是导致肝癌患者死亡的最主要原因。

5. 消瘦乏力

肝癌患者较其他肿瘤患者更感乏力，此与慢性肝炎患者相似。肝癌伴腹水的患者，常有下肢水肿，轻者发生在踝部，严重者可蔓延至整个下肢。

三、肝癌的预防与保健

1. 具有保肝作用的药物有哪些

（1）葡萄糖：是机体各种活动和一切合成代谢所需要能量的主要来源。可以促进肝脏的解毒功能，提高肝细胞内肝糖原的含量，维持肝脏的正常功能;同时还可抑制肝糖原合成，有利于肝细胞的恢复。但过量使用，可致腹胀、低血钾、高血糖等。临床上仅针对食欲严重减退及频繁呕吐的肝炎患者短期使用。

（2）三磷酸腺苷（ATP）：是一种辅酶，参与脂肪、蛋白质、糖及核酸等的代谢。在体内分解为二磷酸腺苷（ADT）时释放大量能量供机体所需。

（3）辅酶 A（CoA）：是从干酵母中提取的一种乙酰化辅酶，对糖、脂肪、蛋白质代谢均起重要作用。可用于肝炎、肝硬变及肝昏迷等。

（4）肌苷：又名次黄嘌呤核苷。能提高体内 ATP 水平，并转变为多种核苷酸，参与能量代谢与蛋白质的合成，活化丙酮酸氧化酶。用于急、慢性肝炎和肝硬变等。

（5）肝泰乐：又名葡萄糖醛酸内酯，是构成结缔组织的重要成分，能与肝脏及肠内毒性产物结合成无毒的物质从尿液中排出。此外尚可增加肝糖元，降低脂肪在肝内的蓄积。可用于各型肝炎及肝硬变、中毒性肝损伤等。

（6）肝乐：又名二氯醋酸二异丙胺，为维生素 B_{15} 的活性成分，可改善肝功能，促进损伤肝细胞的再生，减少肝脏脂肪的沉积。用于急、慢性肝炎，脂肪肝，肝硬变及其他疾病引起的肝功能障碍。

（7）维丙肝：又名维丙胺、双异丙基胺抗坏血酸，是我国创制的维生素丙类衍生物，动物实验证明具有改善肝功能、促进肝细胞再生、降低血清转氨酶活性的作用，多用于急性肝炎。

（8）复合磷酸酯酶片：又名502、复合酶片，是由大麦芽根茎提取并纯化制成的一种多酶剂，具有促进人体正常代谢的作用。可用于急、慢性肝炎与肝硬变等。

2. 日常预防

（1）肝炎、肝硬化、肝癌有明显关系：乙型、丙型等肝炎治疗不及时易转成慢性肝炎而逐渐发展成肝硬化。肝癌与肝硬化有明显的关系，有研究报告显示，百分之七十至百分之百的肝硬化患者可发展成为肝细胞癌。

（2）忌大量饮酒致肝硬化：长期大量饮酒可以引起肝脏损害，导致肝硬化。如果在此基础上再饮酒，则可使肝硬化向肝癌转化。

（3）预防各类肝病：目前，国内已要求新生儿接种乙肝疫苗以预防乙型肝炎。

（4）注意饮食卫生：防止癌从口入。黄曲霉毒素有很强的致癌作用，吃了霉变的花生和粮食做的食品是很危险的。

（5）水质越好，肝癌的发病率越低。

（6）加强环境卫生和个人卫生：减少和各种有害物质的接触，对于肝癌的预防也是很重要的。

（7）注意心理卫生，保持良好心态。

（8）适当进行力所能及的体育锻炼，达到提高免疫力的目的。

四、预防肝癌的食物

1.富硒食物

硒最突出的作用是防癌。中国医学科学院经过 16 年的研究，证实缺硒是导致肝癌的重要原因之一。为此，中国医学科学院在江苏启东肝癌高发区进行了 8 年补硒实验，服硒组肝癌发生率较对照组平均降低 49%。为此，我国用硒预防肝癌的工作受到国际广泛关注。另外，有报道称，黄曲霉毒素诱发大鼠肝癌为 65%，补硒后降到 24%；黄曲霉毒素诱发鸭肝癌前病变为 26%，补硒后降到 6%。

2000 年的一项研究报告进一步证实了补硒对高危人群预防肝癌的作用：2065 例乙肝病毒携带者，分为补硒组 1112 例和对照组 953 例，补硒组每人每天服硒 228 微克，对照组服安慰剂，观察 3 年，补硒组血硒显著升高，相应谷胱甘肽过氧化酶随之升高，肝癌发病率补硒组为 3057.55/10 万，对照组为 5891.11/10 万，相差近一倍。研究说明，在肝癌高发区高危人群中，尤其是低硒地区，补硒是可以预防肝癌的。

富含硒的食品除啤酒酵母、小麦胚芽、大蒜、芦笋、蘑菇及芝麻外，还包括许多海产品，如大虾、金枪鱼、沙丁鱼等。另外，有一些植物特别具有富集硒的能力，如黄花、莎草、紫苑、滨藜及苜蓿。如黄花每克含硒达10毫克，苜蓿可达到32～122微克。十字花科甘蓝属的蔬菜也有较强的聚硒能力。

2. 苦瓜

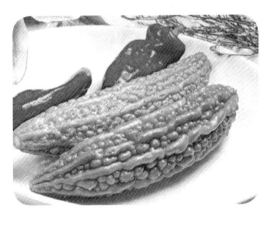

现代科学研究证明，苦味食品多含有生物碱、氨基酸、苦味素、维生素及矿物质等，具有消暑、退热、除烦、提神、健胃等功用。最广为人知的苦味食物应该要算苦瓜了，广东人亦称之为凉瓜，应是觉得苦字不好听，取其性寒消暑解毒之意。

苦瓜对人体的健康有着重要的作用，苦瓜味苦，但是对肝脏有着重要的保护作用，同时也能够降低肝癌的发生率。

苦瓜富含膳食纤维和维生素C，均相当于番茄的近3倍。而维生素C是优秀的抗氧化剂，能提高机体应激能力。苦瓜中的有效成分，可以抑制正常细胞的癌变，促进突变细胞的复原，具有一定的抗癌作用，可降低肝脏发生癌变的危险性。

3. 酸奶

酸奶含有的乳酸菌，可抑制和杀灭肠道内的腐败菌，减少肠道内的有毒物质，可抑制肝癌细胞的生长，对肝病患者非常有益。

4. 蜂蜜和蜂乳

蜂蜜能促进新陈代谢，增强机体抵抗力，提高造血功能和组织修复功能。近年来发现蜂乳含有特殊的蜂乳酸，对防治恶性肝癌有效。

5. 大蒜

大蒜含有脂溶性挥发性油能激活巨噬细胞，提高机体的抗癌能力；还含有一种硫化合物，具有杀灭肿瘤细胞的作用。因此，大蒜有防癌抗癌的效果。

6. 红茶、绿茶

茶叶中的茶多酚能与致癌物结合使其分解、降低致癌活性，抑制癌细胞的生长。红茶、绿茶均属抗癌饮品，长期饮茶可起到预防肝癌的作用。

7. 黄豆

黄豆能够克制一种可怕的致癌物质亚硝胺的产生。由于亚硝胺可以导致肝癌的生长，所以黄豆能有效预防肝癌的发生。

8. 牛奶

牛奶含有钙和维生素 D，在肠道内能与致癌物质相结合，清除其有害作用，因此对肝癌有预防作用。

五、预防肝癌的食谱

1. 枸杞甲鱼

枸杞 30 克，甲鱼 150 克。将枸杞、甲鱼共蒸至熟烂即可，枸杞与甲鱼汤均可食用。每周 1 次，不宜多食，尤其是消化不良者、失眠者不宜食。忌白酒、辣椒、母猪肉、韭菜、肥肉、油煎炸食物、坚硬食物及刺激性调味品。具有滋阴、清热、散结、凉血、提高机体免疫功能。

2. 翠衣番茄豆腐汤

西瓜翠衣 30 克，番茄 50 克，豆腐 150 克。将西瓜翠衣、番茄和豆腐全部切成细丝做汤食。经常食用，具有健脾消食、清热解毒、利尿、利湿等功效，虚寒体弱者不宜多服。

3. 蓟菜鲫鱼汤

蓟菜 30 克，鲫鱼 1 条。蓟菜与鲫鱼共同煮汤，加适当调料即成。经常食用，具有消瘀血、止吐、改善症状之功效。但脾胃虚寒、无瘀滞者忌服。

4. 芡实炖肉

芡实 30 克，猪瘦肉 100 克。两者合起放砂锅中加水适量炖熟后去药渣，吃肉喝汤。经常食用，此膳泻火、祛痰、通便，有腹水者可用此方

5. 青果烧鸡蛋

青果 20 克，鸡蛋 1 只。先将青果煮熟后再加入卧鸡蛋，共同煮沸后可食用。每周 3 次，每次 1 个鸡蛋，可破血散瘀，适用于肝癌瘀痛、腹水明显者。

6. 薄荷红糖饮

薄荷 15 克，红糖 60 克。煎汤后加糖调味即成。可代茶饮，此药膳清热、利湿、退黄。有黄疸、腹水者可选用。

7. 茯苓清蒸鳜鱼

茯苓15克，鳜鱼150克。加水及调料同蒸至熟烂即成。吃鱼喝汤，具有健脾利湿、益气补血功能。

8. 蘑菇肉饺子

准备好材料，五花肉洗净剁成肉馅，然后调入盐、糖、生粉、生抽与芝麻油一起拌均匀，再加入洗净并切好的蘑菇粒与玉米粒，再一次拌均匀即成馅料；

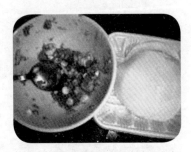

然后取一块饺子皮，放上馅料，捏成饺子，放在垫有纱巾的蒸架上；

全 部
包好后，将
蒸架放入
蒸锅；

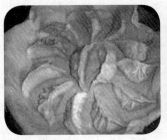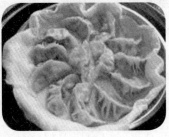

盖上盖子，水沸后转中火，蒸20分钟即可。

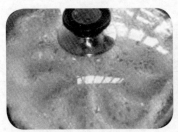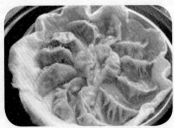

六、防治肝癌的中医偏方

1. 益气养血，活血化瘀，软坚消瘤治肝癌

【处方】党参12克，当归9克，黄芪12克，白芍9克，三棱9克，

莪术9克，醋柴胡9克，桃仁9克，炙穿山甲片9克，木香9克，生鳖甲12克，青皮9克，陈皮9克，炙甘草6克，水红花子30克，川楝子9克，香附9克，枳壳9克，水蛭6克，半枝莲30克，蜀羊泉30克，石打穿30克。

【主治】肝癌。

2. 加减参赭培气汤治气滞血瘀型肝癌

【处方】生赭石15克，太子参10克，生怀山药15克，天花粉10克，天门冬10克，鳖甲15克，赤芍10克，桃仁10克，红花10克，夏枯草15克，生黄芪30克，枸杞子30克，焦山楂30克，泽泻15克，猪苓15克，龙葵15克，白英15克，白芍10克，焦六曲30克，三七粉3克。

【主治】肝癌。

【功效】有调气、化癌、利水等功效。

【加减】有黄疸者加茵陈30克；有腹水者加商陆10克，牛膝10克，大腹皮10克；痛剧者加郁金10克，延胡索10克，凌霄花15克，八月札10克；腹胀甚者加大腹皮6克，木香6克，厚朴10克；呃逆加旋覆花10克，柿蒂10克；口干渴甚者加沙参10克，麦冬10克；大便干燥，数日不便者加全栝蒌20克，郁李仁12克。

3. 活血化瘀治肝癌与转移性肝癌

【处方】当归、红花、土鳖虫各9克，赤芍、白芍各6克，紫丹参30克，桃仁12克，广木香5克。

【主治】肝癌与转移性肝癌。

【加减】脾虚加炒党参10克,炒白术、制鸡内金各9克,炒枳壳6克;肋下包块可及,加三棱、莪术各9克;疼痛加延胡索9克,炙乳香、没药各5克;大便燥结不爽,加火麻仁、全栝蒌各12克,生大黄9克;便血加地榆炭12克,槐花炭9克,仙鹤草15克;脾肾阳虚加熟附子、肉桂各3克,炒党参12克,炒白术9克;黄疸、腹水,加茵陈25克,炒白术、泽泻各9克,猪苓、车前子(包煎)、茯苓各12克。

4.下瘀血汤合理中汤解毒散结治肝癌

【处方】炒大黄、三棱、莪术各6克,土鳖虫、桃仁、石菖蒲、白术各8克,黄芪、炒山栀子、旱莲草、旋覆花(包煎)、青黛、侧柏叶各15克。以白花蛇舌草、半枝莲各60克煮汤代水煎服,服时加入鲜竹沥60ml。服用后半小时嚼服硒维康2片。

【主治】肝癌,牙龈出血,大便干,舌苔黄厚。

【加减】服用上方,牙龈出血,大便干,舌苔黄厚好转,则减去侧柏叶、旱莲草、石菖蒲,加党参、全栝蒌、鳖甲各20克,黄芪倍量。

5.益气养阴、解毒化瘀治肝癌

【处方】绵茵陈、车前子(包)、海藻、海带、牡蛎、白花蛇舌草、铁树叶、延胡索各30克;漏芦、郁金、丹参、黄芪、党参、南沙参、北沙参、石斛各15克,当归、赤芍、白芍、夏枯草、甘草12克,川楝子9克。

【主治】肝癌,湿热瘀毒互结、气阴两伤者。

【加减】有黄疸者,加山栀子、平地木、田基黄;有腹水者,加车前草、茯苓、猪苓等；有胸水者，加桑白皮、葶苈子、蜀羊泉、龙葵；身热者，加生石膏、金银花、大青叶等；有呕血便者，加仙鹤草、白及、藕节炭、地榆炭、侧柏炭、贯众炭、槐花炭；神昏谵语者，加鲜生地、石菖蒲，并牛黄清心片。

6.辨证治肝癌

【处方】①气虚型，用人参、白术、当归各10克，炙黄芪15克，薏苡仁30克，橘皮6克；②阴虚型，用知母、黄柏、牡丹皮、青蒿、夏枯草各10克，生地黄、玄参、山药各12克，女贞子15克，制鳖甲、制龟甲、蛇莓各30克；③气阴两虚型，用黄芪12克，白术、玄参、生地黄、白毛夏枯草、枳实、天门冬各10克，女贞子15克，制鳖甲、制龟甲、蛇莓各30克，甘草6克；④阴阳两虚型，用熟附子、补骨脂、巴戟天、生地黄各10克；女贞子、山药各15克，制鳖甲、制龟甲各30克。⑤肝郁脾虚型，用当归、白芍、柴胡、茯苓、白术、甘草、生姜、薄荷、三棱、莪术、白花蛇舌草、七叶一枝花各10克；⑥肝胆湿热型，用茵陈、生大黄、山栀子、茯苓、泽泻、猪苓、白术、黄连、黄柏、黄芩、半枝莲、七叶一枝花、白花蛇舌草各12克；⑦气滞血瘀型，用桃仁、牡丹皮、赤芍、乌药、延胡索、当归、甘草、川芎、五灵脂、红花、枳壳、香附、三棱、莪术、丹参、白花蛇舌草、七叶一枝花各10克；⑧肝肾阴虚型，用生地黄、熟地黄、山茱萸、牡丹皮、茯苓、泽泻、当归、炒白芍、柴胡、山栀子、大枣、龟甲、丹参、白花蛇舌草、七叶一枝花各15克。

【主治】各型肝癌。

【加减】夹瘀血症者，加赤芍、三棱、莪术、土鳖虫各12克，穿山甲片9克；腹水或下肢水肿者，加车前子（包）、半边莲、三

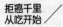

白草、猪苓、泽泻、茯苓皮各30克；湿热阻滞致黄疸者，酌量加茵陈、生大黄、山栀子、黄芩、滑石粉等。

6 第六章
男人的烦恼男人办——拒绝前列腺癌

前列腺是包绕在男子膀胱下方、尿道周围果核样大小的一个腺体，为男性所特有。据统计，我国每年有7万~8万名前列腺癌新病例，95%发生于60岁以上的老年人，前列腺癌的发生率随年龄增长而增长。临床发现，前列腺癌多发生于后叶，早期多无任何症状，即使有所不适，也不足以引起患者的重视。当肿瘤增大压迫尿道时，又往往与前列腺肥大相混淆。故而，约80%的患者首先发现远处转移病灶，然后才发现前列腺癌。此时，病变已经属晚期，预后不良。可见，早期发现前列腺癌十分重要。前列腺癌发病率有明显的地区差异，欧美地区较高。我国以前发病率较低，但由于人口老龄化，近年来发病率有所增加。治疗方面一般采取前列腺根治术，睾丸切除术佐以内分泌、化学药物和各种放射治疗等。如能早期发现，早期诊断，早期治疗，可能取得较好的疗效。

一、引发前列腺癌的危险因素

前列腺癌的病因尚不完全清楚，但性激素与前列腺癌的关系是明确的。估计可能与循环中雌激素与性激素的比例失调，特别是雄性激素的变化有关。青春期即切除睾丸将不会发生前列腺癌。抑制雄性激素则可以使前列腺癌消退。在肝硬化患者中，肝脏对雌激素的灭活能力下降，雌激素的水平升高，因而前列腺癌的发病率不高。前列腺癌也与环境污染及感染有一定的关系。过量饮酒及咖啡也使前列腺癌的发病率增加。同时，前列腺癌还有家族性发病的趋势。

二、前列腺癌危险信号

（1）早期症状：排尿困难，呈渐进性，开始仅为尿线变细，以后发展为排尿不畅，排尿费力，最后表现为不成线而滴尿；尿频、尿急、血尿；排尿时疼痛或有烧灼感；背部的下部、大腿的上部或骨盆处连续疼痛。

（2）晚期症状：骨髓压抑症、骨瘤转移、副肿瘤综合征、含钙量高、疼痛、高尿酸、胸膜渗漏、腿部肿胀。

前列腺癌如能早发现早诊断，则可取得较好的治疗效果。

三、前列腺癌的预防

美国癌症学会指出，多吃低脂、高纤食物，多吃蔬菜水果，可预防患癌。但由于前列腺癌的真正成因并不清楚，因而也难预防。像年龄（60 岁以上得病机会大增）、种族（非洲裔美国人的得病率是欧洲裔美国人的两倍），以及家族病史等危险因素，都是无法控制的。但是美国癌症学会仍然提出一套预防建议：

（1）戒烟。

（2）不吃动物性脂肪。

（3）豆类和硒可能对抗前列腺癌有益。

（4）茶，尤其是富含抗氧化剂的绿茶，也有助益。

（5）番茄红素作为抗氧化剂，有助防止 DNA 的损害。红色葡萄酒与西瓜也是番茄红素的丰富来源。

（6）维生素 E 可以减少 30% 患前列腺癌的几率。当维生素 E 与硒共同服用时，效果更佳。

（7）年过 50 的男性，每年应做一次前列腺癌检查，可以做血液检查或是直肠检查。

（8）导致前列腺癌的八大危险因素：家庭收入低、出生于农村、吸烟、饮酒、离婚（丧偶）、经常饮牛奶、多吃蛋类和猪肉，是我国居民患前列腺癌的主要危险因素，而多吃绿叶菜、水果和豆类食品则是重要的保护因素。我国居民对前列腺癌的预防应采取以饮食和行为干预为主的综合性措施。

四、预防前列腺癌的饮食原则

日本学者河内章对此做了深刻研究，确定了预防癌症的十二条原则，其中提出了八条可供借鉴的饮食原则，这就是

（1）不要偏食，均衡地摄取营养；

（2）不要反复吃同一种食品；

（3）避免吃得过饱；

（4）不要饮酒过度；

（5）摄取适量的维生素 A、维生素 B、维生素 C、维生素 E 和大量的纤维素；

（6）不要过多吃又咸又辣的食物，不要吃非常烫的东西；

（7）不要吃烤得过焦的东西；

（8）不要吃生霉的食品。

五、预防前列腺癌的食物

1. 含大豆的面包

最近对一群癌症患者的研究发现，富含大豆的面包可降低前列腺癌指针（PSA）的程度。PSA 是一种普遍用于筛检前列腺癌及诊断之后监测的指针。因此，这个研究发现可以提供支持流行病学的理论：大豆也许可以减缓前列腺癌的发展和恶化。

澳大利亚的研究人员以特别制造的面包做研究，其中一种含有 50 克经由热处理过的大豆粗面粉，另一种含热处理过的大豆粗面粉及 20 克的亚麻子。该项研究对象是 29 名被诊断为前列腺癌并预约将进行前列腺切除手术的男性，这 29 名男性被随机给予三种不同的面包：每天 4 片富含大豆的面包、富含大豆及亚麻子的面包、一般的小麦面包。该研究发表在最近出版的《泌尿学科》杂志上，研究结果显示，每天食用大豆面包仅一个月后就能改善患者的 PSA 值。在饮食中加入大豆，可使前列腺癌患者的总 PSA 值下降 13%。研究人员指出，该研究提供了部分证据以支持流行病学的理论，即如果男性每天的饮食中含有高水平的植物雌激素，就能降低前列腺癌的发展和恶化的危险。因为大豆中所含的大豆异黄酮即是一种植物雌激素，因此，男性多食大豆制品可确保前列腺健康。

2. 番茄红素

番茄红素能预防前列腺癌是 2002 年美国流行病学杂志发表的一项研究，即血液中番茄红素含量高的男性比含量低的男性患前列腺癌的危险低。番茄红素是从西红柿中提取的，由此引出了一场大量吃西红柿可以预防前列腺癌的热潮。但几年后，来自美国国家癌症研究所的研究人员发表在《癌症流行病学、生物标记物和预防》的一篇报告又指出，西红柿中的主要抗氧化成分——番茄红素，不能有效地预防前列腺癌。这两项研究针对的是不同的人群。

其实，在食物预防的研究中发现，各种蔬菜水果对预防前列腺癌的发生都具有一定的价值。这是因为前列腺是一种雄激素依赖性器官，长期雄激素的刺激会导致前列腺细胞旺盛地增殖。而蔬果类的植物由于雌激素含量较高，长期吃对维持男性体内雄雌激素的平衡有一定作用，在某种程度上能够抑制前列腺的细胞增殖。因此要预防前列腺癌不一定要吃番茄红素，平时多吃些蔬菜水果也有同样的效果。

六、前列腺癌食疗方

1. 南瓜子

做零食，平时多食。

2. 桂浆粥

肉桂 5g，车前草 30g，粳米 50g，先煎肉桂、车前草，去渣取汁，再加入粳米煮熟后加适量红糖，空腹服。有温阳利水之功效。

3. 杏梨石苇饮

苦杏仁 10g，石苇 12g，车前草 15g，大鸭梨 1 个，冰糖少许。将杏仁去皮捣碎，鸭梨去核切块，与石苇、车前草加水同煮，熟后加冰糖，代茶饮。有泻肺火，利水道的功效。

4. 利尿黄瓜汤

黄瓜 1 个，瞿麦 10g，味精、盐、香油适量。先煎芦萹、瞿麦，去渣取汁，再重煮沸后加入黄瓜片，再加调料，待温食用。有利水道之功效。

5. 参芪冬瓜汤

党参 15g，黄芪 20g，冬瓜 50g，味精、香油、盐适量。将党参、黄芪置于砂锅内加水煎 15 分钟去渣留汁，趁热加入冬瓜至熟，再加调料即成，佐餐用。有健脾益气，升阳利尿之功效。

6. 葡萄煎

葡萄汁、藕汁、生地黄汁各 150ml，白花蛇草汁、王不留行汁各 100ml，白蜜 250ml。将以上各味相和，煎为糖稀状。饭前服 60ml。适用于前列腺炎、小便淋涩。

7.独味蜂王浆

用开水将蜂王浆配制成 1∶100 的溶液。每日口服 2 次，每次 20 ~ 30ml，长期服用。滋补强壮，益肝健脾。适用于慢性前列腺炎及病后体虚、营养不良。

8.番茄鱼片

鲜鱼 500g（河鱼、海鱼均可），胡萝卜 70g，葱头 50g，芹菜 50g，香菜半棵，白胡椒 5 粒，白糖 15g，番茄酱 25g，食油 70g，干辣椒、白醋适量。

鱼去鳞，去内脏，洗净后片下肉，并切成扁块；葱头切细丝，胡萝卜切成花刀片，芹菜切细丝。将鱼片加食盐、胡椒粉拌腌一下，再沾面粉，入热油锅内炸至金黄色捞出。炒锅烧热，加底油，油热后放葱头丝、胡萝卜片、芹菜丝、干辣椒段、香菜、胡椒，煸炒至半熟，加番茄酱，煸炒片刻，再加适量清水，放入鱼片，烧一会即可出锅食用。本菜味道鲜美，酸甜适口，营养丰富。

七、中医辨证治疗前列腺癌

湿热下注型

【方一】炒车前子 10g，韭菜子 6g，核桃仁 3 个，薏米 30g。韭菜子炒黄与核桃仁、薏米、炒车前子加水煮成粥，待温饮服。每天 1 次，连服 10 ~ 15 天。

【方二】槐树菌适量。用槐树菌 6 ~ 10g 水煎服，每天 1 剂。

肝肾阴虚型	【方一】淮山药 15g，山萸肉 9g，女贞子 15g，龟板 30g，槐蕈 6g，瘦猪肉 60g。前五味煎汤去渣，加瘦肉煮熟服食，每日一剂。 【方二】生地 15g，旱莲草 15g，淮山药 15g，白花蛇舌草 30g，草河车 30g，蔗糖适量。前五味药煎水去渣，兑入蔗糖冲服，每天 1 剂，连服 20～30 剂为一疗程。
气血两虚型	【方一】当归、黄芪各 30g，羊肉 250g，生姜 15g。将羊肉洗净切块，当归、黄芪用布包好，同放砂锅内加水适量炖至烂熟，去药渣调味服食。每天 1 次，连服 4～5 天。 【方二】黄花鱼鳔适量，党参 9g，北黄芪 15g，紫河车适量。黄花鱼鳔、紫河车用香油炸酥，研成细末，每次 6g，用北黄芪、党参煎汤冲服，每天 3 次，连续服用。

7 第七章
女人的健康女人的美——拒绝乳腺癌

乳腺癌是人类最常见的一种恶性肿瘤，也是女性主要恶性肿瘤之一。各国因地理环境、生活习惯的不同，乳腺癌的发病率有很大差异。北美和北欧大多数国家是女性乳腺癌的高发区，南美和南欧一些国家为中等，而亚洲、拉丁美洲和非洲的大部分地区为低发区。在北美、西欧等发达国家，女性乳腺癌的发病率居女性恶性肿瘤发病率的首位。据世界卫生组织的统计，全球每年新发乳腺癌达 120 万人，是女性中第一高发的肿瘤。乳腺癌在我国各地区的发病率也不相同，在世界上我国虽属女性乳腺癌的低发国，但近年来乳腺癌的发病率明显增高。尤其沪、京、津及沿海地区是我国乳腺癌的高发地区。以上海最高，30 年来，已从 17.7/10 万上升至 70/10 万，居各类女性肿瘤发病之首，每 6 名女性癌症患者中就有一位是乳腺癌患者。

一、引发乳腺癌的危险因素

1. 婚姻、月经因素

未婚是导致乳腺癌的危险因素之一。事实表明修女、独身女性、结婚较迟和婚姻持续时间短的女性，乳腺癌的发病率普遍较高。初产年龄大于 30 岁将增加乳腺癌的危险性。哺乳月数多对乳腺癌的发生有保护作用，有学者研究认为泌乳在 5 年以上，可以使乳腺癌的危险性降低 30%。研究证明初潮年龄在 12 岁以前者，比在 13 岁以后者患乳腺癌危险性增加 4 倍以上。45 岁绝经比 50 岁绝经者，患乳腺癌的危险性减少 30%。

2. 遗传因素

在现有的乳腺癌危险因素中，家族史是非常重要的。存在以下情况应高度怀疑妇女具有乳腺癌的遗传素质：父系或母系中有多个亲属患乳腺癌，同时有乳腺癌和卵巢癌家族史，有双侧或早期乳腺癌的家族史。

3. 乳腺良性疾病

乳腺癌的危险性与乳腺良性疾病的组织学类型有关，目前普遍采用"非增生性"与"增生性"病变来区分不同的危险性。非增生性病变，并不增加乳腺癌的发病率，而增生性病变发生乳腺癌的相对危险性就升高了，以伴有小叶或导管不典型增生者为甚。

4. 生活方式因素

乳腺癌死亡率与人均年脂肪消耗量呈正比关系。专家研究认为，人类的健康状况，60% 与生活方式有关，而在生活方式这个大的范畴中，饮食因素又占了绝大部分。科学家对乳腺癌发生率高的美国居民的饮食构成与乳腺癌发生率低的中国居民饮食构成的对比分析发现，总脂肪每人每日消耗量，美国人是中国人的 2.5 倍。研究证明，肉类、煎蛋、黄油、奶酪、甜食、动物脂肪等可增加患乳腺癌的危险性，而绿色蔬菜、水果、鲜鱼、低脂奶制品则可减少患乳腺癌的危险性。

5. 其他因素

除家族史、良性疾病史外，乳腺癌的危险因素还有初潮年龄、初产年龄、产次、绝经年龄等，此外，一侧乳腺患癌后对侧乳房发生癌的危险性也在增加。

二、乳腺癌危险信号

（一）乳腺癌早期危险信号有哪些

1. 乳腺肿块

乳腺癌的主要表现是乳房上长有肿块，这往往是乳腺癌的早期症状。大多数患者无疼痛的感觉，只有不足 1/3 的患者觉得有些刺痛或钝痛，但又很明显。大约有 60% 的肿块长在乳房的外上方，形状为圆形和不规则形。早期癌组织没有浸润，肿块尚可以移动。但由于乳腺癌的肿块在很多方面都与乳腺良性肿瘤十分相似，因此，单凭触及肿块来确定它的性质是不确切的，必须到医院检查。

2. 单侧乳头溢液

非哺乳期的妇女，忽然出现乳头流水（乳样、血样、水样液体），应予注意，因为其中有些患者为乳癌。

（二）乳腺癌分类

1. 隐性乳腺癌

指临床上触不到肿块，乳腺切除后病理检查证实的乳腺癌。常为 X 线检查等方法发现或以腋淋巴结转移为首发症状，应与副乳腺癌相鉴别。治疗上，现在一般认为，一旦诊断为隐匿性乳腺癌，若无锁骨上及远处转移，应行根治术治疗。多数报道其疗效优于或相似于伴有腋窝淋巴结转移的乳腺癌。

2. 男性乳腺癌

男性乳腺癌并不多见，发病率为乳腺癌中的 1%，为男性恶性肿瘤中的 0.1%。发病年龄较女性乳腺癌平均高出 6 ~ 11 岁。

3. 炎性乳腺癌

是一种极为罕见的临床类型，常呈弥漫性变硬变大，皮肤红、肿、热、痛和水肿明显。发病呈爆发性，近似于急性炎症，因而又称为癌性乳腺炎。

4. 妊娠期和哺乳期乳腺癌

乳腺癌发生于妊娠期或哺乳期者约占乳腺癌病例中的 0.75% ~ 31%，妊娠期及哺乳期由于体内激素水平的改变，可能使肿瘤的生长加快，恶性程度增高。同时在妊娠期及哺乳期乳腺组织的生理性增大、充血，使肿瘤不易早期发现，同时易于播散。

三、乳腺癌的预防与保健

（一）乳癌癌的早期发现

众所周知，癌瘤并非"不治之症"，关键是能否做到早期发现和早期治疗。多年来,临床实践已经证实，对于大多数癌瘤来说，若想提高治愈率，单靠改进治疗方法，收效是难以令人满意的。就乳房癌来讲，近几十年来，国内外在治疗方法上虽然经过了种种改进，但其病死率未见明显下降，究其原因，最主要的仍是由于就诊较晚，在所治疗的患者中，中晚期病例占多数所致。检出早期癌以减少晚期癌的出现，将是提高乳房癌生存率的有效途径。对早期乳腺癌的界定应是微小癌（直径＜ 0.5cm）和临床上触不到肿块，因为此类癌甚少转移。经手术治疗后，其10年生存率一般可达90%以上。大量检出早期癌，将有可能对提高生存率起到积极的作用，为了更多地检出此类早期癌，提出以下几点建议。

1. 建立早期癌的新概念

在日常受检的患者中，早期癌并不少见，而且理应多于常见的中晚期癌，因为在乳腺癌生长的自然病程中，临床前期约占全程的2/3。尽管如此，早期癌却甚少被检出，表明在检查时大多数早期癌从检查者手下漏过。究其原因，主要由于检查者对早期癌还缺乏足够的认识，迄今绝大多数检查者仍沿用以"乳房肿块"作为诊断乳腺癌首要体征的传统概念，而前述早期癌未必都形成明显的肿块，在此概念指导下，早期癌必然难以检出。因此应重新认识早期癌的新概念。

2. 认真查询乳腺癌易患因素

乳腺癌的易患因素很多，常见的有以下几项：乳腺癌家族史，特别是受检者的母亲和姊妹曾患本病；月经初潮过早（小于12岁），或闭经过迟（大于50岁）：大于40岁未育；一侧乳房曾患癌，对侧乳房也属易患部位等等。凡有这些因素的人都应被视为易患乳癌者，应作为重点检查对象。

3. 对乳房出现的任何异常均应查明原因

（1）乳头溢液，特别是血性溢液，较多与乳癌并存，尤其50岁以上妇女出现血性溢液时，约半数以上可能为恶性。

（2）乳房腺体局限性增厚，这是临床上甚为常见但又不被重视的体征。此种情况如出现在未绝经的妇女，尤其随月经周期有些大小变化时，多属生理性。如果增厚组织长期存在，与月经周期变化无关，或日益增厚及范围增大，尤其出现在绝经后妇女时，必须予以重视。

（3）乳头糜烂经反复局部治疗无效，多应考虑乳腺病，做细胞涂片阳性率很高，均应及时做出诊断。

（4）乳房痛，在绝经前妇女，尤其随月经周期改变，痛的程度也有或轻或重的变化时，多属于生理性。如痛为局限性，有固定的部位，与月经周期无关或为绝经后妇女，均应查明原因。

（5）不明原因的乳晕皮肤水肿、乳头回缩，以及乳房皮肤局限性凹陷等，均需认真查清原因。

总之，早发现和早治疗无疑是乳癌防治的发展方向。当前迫切需要的是，大力普及早期乳癌的检诊知识，广泛开展乳癌普查和妇女自查乳腺，以期早日实现提高生存率和降低病死率的目的。

（二）乳腺疾病的自我检查

自我检查对乳腺疾病的发现起着决定作用，女性朋友了解一些乳房自我检查的知识尤为重要。为此，专家归纳出四个简单的步骤方便女性朋友们进行自我检测。

检查时间，应选在每次月经周期的第十天，或每次周期的同一天。如已绝经，则可每月任意选一固定时间。

看：面对镜子双手下垂，仔细观察乳房两边是否大小对称，有无不正常突起，皮肤及乳头是否有凹陷或湿疹。

触：左手上提至头部后侧，用右手检查左乳，以手指之指腹轻压乳房，感觉是否有硬块，由乳头开始做环状顺时针方向检查，逐渐向外约三四圈，至全部乳房检查完为止。右手上提至头部后侧，左手用同样方法检查右乳房。

卧：平躺下来，右肩下放一个枕头，将右手弯曲至头下，重复"触"的方法，检查右边乳房。左边乳房检查方法与右侧类似。

拧：除了乳房，亦须检查腋下有无淋巴肿大，最后再以大拇指和食指压拧乳头，注意有无异常分泌物。

特别提示：如果女性出现经常性乳房疼痛，有肿块、有异常分泌物等症状，一定要及时到正规医院做专业检查。

（三）预防乳腺癌的生活习惯

1. 讲究合理饮食

流行病学的调查研究发现，乳腺癌高发地区的食物，普遍含有大量脂肪及动物蛋白。如西方多数发达国家之所以比发展中国家乳腺癌发病率高，其中一个重要的因素就是饮食习惯。女性长期进食高动物脂肪、高动物蛋白、高热量食物，更容易患乳腺癌。因此，应注意多食含脂肪低或含不饱和脂肪的豆类食物及五谷杂粮，少吃精米、精面。提倡每日喝一杯酸牛奶，减少人体对脂肪的吸收，增加免疫球蛋白的数量。

2. 追求健康的美和健康的生活方式

有的女性为了胸部的曲线美而做隆乳手术，这是一种不利于健康的追求。专家认为异物存在于体内是一个潜在的危险，不利于健康。专家还提醒爱美女性，佩戴胸罩要得当。胸罩束得过紧、过厚，不仅透气不良，还会影响乳房淋巴液的正常循环，使有害物质不能及时清除，时间一长，容易使乳腺正常细胞发生病变。另外，最好不要在夜间睡眠时也戴胸罩，有人统计，夜间戴胸罩的妇女比只白天戴胸罩的妇女患乳腺癌的危险性高。此外，应适当地增加体育活动和避免不必要的 X 射线及其他电离辐射。

3. 告别"丁克"

很多都市女性因为工作节奏紧张、保持身材等原因，不愿意生育，也就是所谓的"丁克"家庭。这很有可能使她们失去一次增强抵御乳腺癌能力的机会。为什么这样说呢？女性第一次足月的妊娠可以让乳腺上皮发生一系列变化而趋成熟，使得上皮细胞具有更强的抗基因突变能力，同时产生大量的孕激素，孕激素对于保护乳房健康很有用，它是雌激素的"对头"，雌激素使乳腺组织增生，孕激素出来"消肿"。所以，怀孕、分娩、哺乳虽然辛苦，但带给女同胞的不仅是可爱的下一代，还大大增强了女性的抗疾病能力，这种能力越早获得，对于防止乳腺癌的发生就越有利。

（四）黑色习惯引发乳腺癌

1. 高脂肪饮食

长期大量摄取脂肪，会产生大量类雌激素及前列腺素样物质，这些都是刺激癌肿增长的"杀手"。

2. 酒精

每日饮酒 1 杯或 1 杯以上者，患乳腺癌危险性比很少饮酒者增高 45% 以上。

3. 咖啡、可可、巧克力

这些食物中含有大量的黄嘌呤，可促使良性乳腺增生。

4. 精制蔗糖

蔗糖摄入量高是 45 岁以上女性患乳腺癌的危险因素。

5. 烟草

吸烟史超过 10 年的女性患乳腺癌的几率是其他女性的 3 倍以上。

6. 没有锻炼习惯

光摄入不消耗只会让身体堆积过多的脂肪，也让身体发生癌变的危险指数直线上升。

（五）年轻更要预防乳腺癌

（1）青春期除适当节制脂肪和动物蛋白质的摄入外，要适当地增加体育活动，同样可以避免体内过量的脂肪积聚，还可能延缓性成熟，推迟月经初潮的时间，促进规则月经的建立。此外，在青春期的少女，尤其是在月经初潮出现前夕，避免不必要的 X 射线及其他电离辐射，亦有利于减少乳腺癌发生的危险。

（2）掌握防癌卫生知识和乳房自我检查方法，有利于早预防、早发现、早诊断、早治疗。常做乳房自我检查（在月经后做检查）和一年一次的定期检查（尤其是 30 岁以上的女性），发现异常及早就医，以便排除或确诊。

（3）女性在更年期为治疗更年期综合征，需要补充外源性雌激素时，应保持最小剂量、最短疗程，并在医生指导和观察下进行。

（4）更年期后，应注意适当增加体育活动，控制总热量的摄入，减少体内过剩脂肪，这是乳腺癌一级预防的重要措施。

（5）对于长期存在的局限性乳房腺体增生、乳头溢液、乳痛及乳头皮肤脱屑等异常表现，尤其是在经期后出现，即使触不到肿块，也应做细致观察。同时，要重视无明显恶性体征的微小肿块，查明原因，必要时做细胞检查。

四、预防乳腺癌的食物和中草药

1. 洋快餐和乳腺癌有关

黄油、油炸快餐等高脂肪饮食会改变女性内分泌环境，从而增加患乳腺癌的危险性。

2. 红苹果红辣椒防治乳腺癌

新加坡国家癌症中心的科学家经过实验发现，"红皮"瓜果蔬菜中所含的某些植物化学成分，可以有效遏制肿瘤细胞中蛋白质的生长；同时还能降低肿瘤细胞对雌激素的反应能力。

除了红苹果和红辣椒，洋葱、紫葡萄等也含有该植物化学成分。该成分对前列腺癌和其他癌症也有抑制作用。

3. 全小麦可抑乳腺癌

全小麦包含糠和麦麸，进食足够的全小麦可以降低血循环中雌激素的含量，从而达到防治乳腺癌的目的。

4. 喝酱汤可防乳腺癌

日本调查发现，每天喝三碗以上酱汤者乳腺癌发病率降低40%。酱汤的原料是大豆和盐，大豆含有的异黄酮对癌症有抑制作用，尤其对闭经后的妇女效果更明显。经常食用豆腐、大豆等富含异黄酮的制品也能降低乳腺癌发病率。

5. 含硒食品可以帮助女性远离乳腺癌

硒这种微量元素可以在巴西豆、动物肝和肾等食品中找到，它与一种酶相结合对抗乳腺癌。大蒜含有丰富的大蒜素和微量元素硒。大蒜最好弄碎生吃，每周几次就可以起到预防乳腺癌的效果。食用熟的大蒜，效果会降低。

6. 胡萝卜有助于预防乳腺癌

胡萝卜含有丰富的胡萝卜素，其摄入人体后能转化成维生素 A。它能维持人体上皮组织的正常结构和功能，使致癌物质难以侵犯，又能刺激机体免疫系统，调动机体的抗癌能力，同时又可影响致癌物质的代谢，尤其适宜乳腺癌的防治，可以长期食用。胡萝卜最好是熟食，有利于胡萝卜素的吸收。

7.人参、当归会诱发乳腺癌细胞生长

尽管人们生活水平不断提高，乳腺癌却像挥之不去的噩梦一样如影随形。而中国妇女自古以来就有进补人参与当归的传统，殊不知，它恰恰可能在帮健康的倒忙。最近，澳大利亚医学研究人员发现人参和当归会诱发乳腺癌细胞生长。

8.中草药半枝莲可令癌组织枯死

英国的研究人员发现，中草药半枝莲的提炼物可以用来对付癌组织。半枝莲是一种类似薄荷的唇型科植物，在中医中常用来治疗肿瘤。

9.治疗乳腺癌的神奇草药——桃儿七

"桃儿七"属于"太白七药"之一，具有神奇的抗癌作用。以"桃儿七"为主药制成的"天福星"Ⅲ号抗癌药，对于乳腺癌的治疗效果尤为明显，临床有效率达88.5%。

五、治疗乳腺癌的中药方剂

乳腺癌中医方剂（一）

【辨证】肝郁气滞。

【治法】疏肝理气，攻坚破瘀。

【方名】调神攻坚汤。

【组成】柴胡15g，黄芩15g，苏子30g，党参30g，夏枯草30g，王不留行90g，牡蛎30g，栝蒌实30g，石膏30g，陈皮30克，白芍30g，川椒5g，甘草6g，大枣10枚。

【用法】水煎服，每日 1 剂，日服 3 次。

【出处】刘绍武方。

乳腺癌中医方剂（二）

【辨证】肝郁脾虚。

【治法】疏肝解郁，清热散结。

【方名】加味逍遥散。

【组成】甘草 3g，当归 3g，白芍 3g，白术 3g，茯苓 3g，柴胡 3g，桂皮 2.1g，山栀 2.1g。

【用法】上为粗末，水煎服。

【出处】《杂病源流犀烛》卷二十七。

乳腺癌中医方剂（三）

【辨证】血热炽盛，火毒伤阴。

【治法】清热凉血，解毒泻火。

【方名】紫根牡蛎汤。

【组成】紫草根 15g，牡蛎粉（包煎）15g，当归 15g，赤芍 9g，川芎 6g，银花 6 克，升麻 6g，黄芪 6g，甘草 3g，大黄适量（后下）。

【用法】水煎服，每日 1 剂，日服 2 次。

【出处】《简明中医妇科学》。

乳腺癌中医方剂（四）

【辨证】正气不足。

【治法】补气养血，健脾疏肝，化瘀解毒。

【方名】芪苡汤。

【组成】黄芪 60g，党参 30g，郁金 15g，当归 15g，旱莲草 30g，白术 20g，白芍 15g，重楼 10g，丹参 30g，薏苡仁 10g，料姜石 60g。

【用法】水煎服，每日 1 剂，日服 2 次。

8 第八章
女人的烦恼女人办——拒绝宫颈癌

子宫颈疾病是女性的常见病、多发病，其中宫颈癌发病率位于女性肿瘤的第二位、女性生殖器官恶性肿瘤的首位。全世界每年大约有 20 万女性死于此病。目前由于环境污染和不良的生活卫生习惯，使原本在女性 50 岁左右才比较多发的宫颈癌，如今已盯上了年轻女性。严重威胁到中青年女性的健康和生命。关于子宫颈癌的发病原因，国内外大量资料证实：早婚、早育、多产及性生活紊乱的女性有较高的患病率。近年来还发现子宫颈癌与性交而传染的某些病毒有一定关系，如：人类疱疹病毒 II 型（HSV-2）、人类乳头瘤病毒（HPV）、人类巨细胞病毒（HCMV）。子宫颈癌的病理类型中鳞癌占 70% 左右，腺癌占 20% 左右，其他少见的类型有未分化癌、恶性黑色素瘤等。

一、宫颈癌危险信号

宫颈癌的主要症状是阴道流血。年轻患者常表现为接触性出血，常为性生活后少量出血，或妇科检查后、便后出血，出血量可多可少；其次为白带增多或白带异常，患者常诉阴道排液增多，白色或血性，稀薄如水样或米汤样，有腥臭味。

晚期宫颈癌因为癌组织破溃，表现为阴道不规则出血，一旦侵蚀较大血管可能引起致命性大出血；肿瘤组织坏死、继发感染可造成大量脓性或米汤样恶臭味的白带排出。根据病灶侵犯范围出现一些继发性症状，病灶波及盆腔结缔组织、骨盆壁，压迫输尿管或直肠、坐骨神经时常诉尿频、尿急、肛门坠胀、大便秘结、里急后重、下肢肿痛等，严重时导致输尿管梗阻、肾盂积水。一旦怀疑宫颈癌必需行妇科检查，妇科检查窥视了解宫颈形态，早期子宫颈癌局部改变不明显，应行宫颈刮片细胞学检查。阴道双合诊、三合诊能了解子宫体、宫颈、直肠以及两侧附件的病变范围，是确定宫颈癌临床分期不可缺少的步骤。其他辅助检查可进一步了解肿瘤扩散、转移的部位和范围，如胸部透视或摄片、膀胱镜、直肠镜、静脉肾盂造影、淋巴造影、盆腔 CT 等。活体组织病理检查是诊断子宫颈癌的最可靠的依据，无论癌瘤早晚都必须通过活检确定诊断。

二、宫颈癌的预防保健

子宫颈癌高居妇科癌症发病率前列，但子宫颈癌是可以预防和及早发现的癌症，有性生活的妇女，每年进行宫颈涂片细胞学和液基薄层细胞学（TCT）检测，就可以尽早发现前期病变，早期治疗。 TCT 的检测方法也比较简便，只要从子宫颈轻取少量细胞组织，就能得出检查结果。

只要平时注意以下几点，并定期进行宫颈涂片细胞学和 TCT 宫颈癌检测，就能远离风险。

（1）妇科普查不容忽视。

（2）远离宫颈癌的危险因素，开展洁身自爱教育，避免性生活紊乱；普及卫生知识，加强妇女卫生保健。

（3）重视宫颈慢性病的防治。积极治疗子宫颈癌前病变如宫颈糜烂、宫颈湿疣、宫颈不典型增生等疾病。

（4）怀孕前查体。怀孕加重宫颈癌的病情进展，对孕妇来说是很危险的。孕妇在怀孕前，一定要做好各种检查，尤其是 TCT 宫颈癌筛查检测和妇科检查，否则，经过长达 10 个月的孕期，疾病被忽视或因为胎儿的因素而不利于治疗，将会引起严重的后果。

◎ 专家提示

如何自我发现宫颈癌

那些早婚、早孕、多产、性生活复杂、有家族病史的高危人群应特别留意以下危险信号：

（1）白带增多或白带异常，可能混有血性，伴有恶腥味。

（2）阴道不规则出血，多见于性交出血，下腹用力后出血，绝经后出血。发现上述症状应及时就诊，就能早期诊断早期治疗，取得良好的治疗效果。

三、宫颈癌各期的饮食辅助治疗

1. 早期

宫颈癌早期对消化道功能一般影响较小，以增强患者抗病能力、提高免疫功能为主，应尽可能地补给营养物质，蛋白质、糖、脂肪、维生素等均可合理食用。当患者阴道出血多时，应服用些补血、止血、抗癌的食品，如藕、薏苡仁、山楂、黑木耳、乌梅等。当患者白带多水样时，宜滋补，如甲鱼、鸽蛋、鸡肉等。当患者带下多黏稠，气味臭时，宜食清淡利湿之品，如薏苡仁、赤小豆、白茅根等。

2. 术后

手术后，饮食调养以补气养血、生精填精之膳食为主，如山药、桂圆、桑葚、枸杞、猪肝、甲鱼、芝麻、驴皮胶等。

3. 放疗期

放疗时，饮食调养以养血滋阴为主，可食用牛肉、猪肝、莲藕、木耳、菠菜、芹菜、石榴、菱角等；若因放疗而出现放射性膀胱炎和放射性直肠炎时，则应给予清热利湿、滋阴解毒的膳食，如西瓜、薏苡仁、赤小豆、荸荠、莲藕、菠菜等。

4. 化疗期

化疗时，饮食调养以健脾补肾为主，可用山药粉、薏米粥、动物肝、胎盘、阿胶、甲鱼、木耳、枸杞、莲藕，香蕉等。出现消化道反应如恶心、呕吐、食欲不振时，应以健脾和胃的膳食调治，如蔗汁、姜汁、乌梅、香蕉、金橘等。

5. 晚期

宫颈癌晚期，应选高蛋白、高热量的食品，如牛奶、鸡蛋、牛肉、甲鱼、赤小豆、绿豆、鲜藕、菠菜、冬瓜、苹果等。

四、宫颈癌食疗方

羊鱼鲜汤

【原料】羊肉 300g，鲜河鱼 1 条（500g），白萝卜 1 个。

【制法】羊肉切成大块，放入滚水中，同切片的萝卜煮 15 分钟，汤和萝卜弃之。羊肉放入锅内，加水（约为锅容量的 2/3）、葱、姜、酒，煮至熟透。若汤太少可加适量开水。将鱼用豆油煎透后，放入肉锅内煮 30 分钟。汤中加盐、香菜、蒜苗、葱末，即成。

【功效】主要用于宫颈癌术后的调养。

鹌鹑蛋炒鲜蔬

【原料】鹌鹑蛋 20 个，洋葱半个、胡萝卜 80g，芦笋 80g，香茄 4 个，青椒 1 个。

【制法】蛋煮熟去壳。蔬菜切成小块。胡萝卜煮至刚熟。碗中依次放入汤料 200ml、砂糖 40g、醋 45ml、酒 15ml、番茄酱 20g、麻油 5ml、淀粉 10g，调成料汁。锅中放油 30ml，烧熟后投入蛋和蔬菜同炒，倒入料汁略煮一下即可食用。

【功效】主治宫颈癌慢性出血所致贫血。

薏仁莲枣粥

【原料】薏仁 50g，莲子 20g，红枣 15 枚，红糖 15g。

【制法】将薏仁洗净烘干，研末备用。莲子、红枣洗净，放入砂锅，加水适量，大火煮沸后改用小火煮 1 小时，待莲子熟烂，红枣去核，加薏仁粉继续煮 15 分钟，至黏稠后调入红糖，拌和成羹。早晚各服用 1 次。

【功效】具有益气养血、健脾利湿的功效，适用于各种类型的宫颈癌患者。

五、治疗宫颈癌的中药方剂

（1）蜀羊泉 18g，大枣 5 枚，明党参 5g，红茜草 3g。水煎服，每日 1 剂，早、晚服。

（2）海龙 1 条，白花蛇 3 条，水蛭、蟅虫、人指甲、黄连、乳香、没药各 6g，全蝎、蜂蜜、黄柏各 9g，丹皮 12g，龙胆草 15g。将药共研细末，用银花煎水为丸，外以雄黄为衣，每天 6～9g，分 2～3 次吞服。

（3）泽漆 100g，鸡蛋 3 个。加水适量，泽漆与鸡蛋共煮，煮熟后吃蛋喝汤，每日 1 剂。

（4）黄芪 45g，当归 15g，香附 12g，三棱、莪术、知母各 15g，水蛭 30g，鸡内金 15g，山豆根 60g，桃仁、党参、炮山甲各 15g，蚤休 60g。将药共研细末来压片或成丸，每日服 2～4 次，每次服 3 ～ 6g。此方适用于气滞血瘀型宫颈癌。

（5）蜈蚣 3 条，全蝎 6g，昆布、海藻、当归、续断、半枝莲、白花蛇舌草各 24g，白芍、香附、茯苓各 15g，柴胡 9g。水煎服，每日 1 剂，佐服云南白药 2g。

（6）北沙参、石斛各 20g，黑木耳 6g，太子参、女贞子各 20g，旱莲草 30g，白芍、双花各 20g，败酱草 30g，川军炭 15g，黑山栀 10g，茯苓 20g，明党参 30g，甘草 3g。水煎服，每日 1 剂。此方适用于中晚期宫颈癌。

9 第九章
女人的烦恼女人办——拒绝卵巢癌

卵巢癌是女性生殖器官常见的肿瘤之一，各种年龄均可患病，但以
20～50岁最多见。卵巢癌发病率仅次于子宫颈癌和子宫体癌而列第三位，
但因卵巢癌致死者，却占各类妇科肿瘤的首位，对女性生命造成严重威胁。
由于卵巢的胚胎发育、组织解剖及内分泌功能较复杂，且临床早期无症状，
鉴别其组织类型及良、恶性相当困难。卵巢癌行剖腹探查术发现肿瘤局限
于卵巢的仅占30%，大多数已扩散到子宫、双侧附件、大网膜及盆腔各器
官，所以卵巢癌无论在诊断和治疗上确是一大难题。多年来专家们对卵巢
恶性肿瘤的病理形态、临床发生发展规律及治疗方案进行了许多的探讨，
积累了大量的经验，到目前为止，就国内外临床资料统计，其五年生存率
仅25%~30%。

一、引发卵巢癌的危险因素

（1）年龄：常发生于绝经后的妇女，50%发生于65岁以上的老年妇女，
20岁组妇女发病率为2/10万，而70岁组妇女发病率为55/10万。

（2）月经史：月经初潮早、未孕、晚孕、绝经晚可增加卵巢癌发生的
危险性。

（3）长期服用促排卵药物。

（4）家族史：遗传因素与卵巢癌的发生有密切的关系，10%的卵巢癌有
明显的遗传性。家族中有患卵巢癌、乳腺癌或结肠癌的妇女，患卵巢癌的危
险性增加。

（5）环境因素：工业污染、吸烟、放射线照射均与卵巢癌的发生有一定的关系。

二、卵巢癌早期危险信号

卵巢癌的发生率仅次于子宫颈癌和子宫体癌。据临床资料统计，初诊的卵巢癌患者有 60% ~ 70% 已属晚期。所以，人们应及时发现卵巢亮出的"黄牌"警示。这些警示包括：

（1）月经过少或闭经：多数卵巢癌患者月经无变化。若良性卵巢瘤发生恶性变，或者双侧卵巢均被癌组织破坏，患者全身状况欠佳，可出现月经过少或闭经。

（2）腹胀：腹胀是卵巢癌的红色"信号"。究其原因在于肿瘤本身压迫，并在腹腔内牵及周围韧带所致，加之少数患者有或多或少的腹水发生，使患者常有腹胀感。因此，有不明原因腹胀的妇女，尤其是处在更年期时，应及时做妇科检查。

（3）腹痛腰酸：卵巢癌浸润周围组织，或者与邻近组织发生粘连，压迫神经可引起腹痛、腰痛，其性质由隐隐作痛到钝痛，甚至较剧烈的疼痛。

（4）下肢及外阴部水肿：卵巢癌多在盆腔长大固定，可压迫盆腔静脉，或影响淋巴回流，天长日久便会使患者下肢、外阴部水肿。

（5）性激素紊乱：卵巢癌的病理类型复杂多变，有些癌可分泌雌激素，引起月经失调或绝经后阴道流血，也可使女子男性化。

（6）不明原因的消瘦：由于癌体逐渐长大，机械压迫胃肠道，可引起患者食量减少及消化不良。除此之外，癌细胞贪得无厌，大量消耗人体养料，使患者日益消瘦，贫血乏力，最终则发生恶病质现象。

三、卵巢癌的预防保健

1. 行为方面

（1）口服避孕药者与从未服用避孕药者相比较，如服避孕药五年以上，可降低 60% 的危险性。

（2）鼓励母乳喂养，延长母乳喂养时间。

（3）对有卵巢癌家族史的妇女，应开展遗传咨询及基因测定。

2. 饮食方面

（1）女性经常吃油煎鸡蛋会增加患卵巢癌的危险。因为在对鸡蛋进行油煎的过程中，会导致许多生物活性分解产物的形成，例如胆固醇氧化物等。而这些产物有很大的细胞毒性作用，尤其会对女性卵巢组织的亲和性造成影响，进而会成为癌、瘤的诱发剂，增加患卵巢癌的可能。此外，油煎、油炸的马铃薯和熏猪肉也是卵巢癌的诱因。所以最好少吃各类油炸食品。

（2）叶酸对于预防卵巢癌很有意义，所以多吃富含叶酸的食物，可降低女性卵巢癌的发生率。研究发现，常吃富含叶酸的食物的女性，其发生卵巢癌的几率比很少吃叶酸的女性将减少 74%。至于叶酸，它是一种水溶性的维生素 B，富含于绿色蔬菜、柑橘类水果及全谷类食物中。

（3）研究表明，若每天服用 90 毫克的维生素 C 和 30 毫克的维生素 E，患卵巢癌的几率就会减少 50%。

（4）研究显示，每天摄取高钙食物可降低卵巢癌的发生率。每日摄取高钙食物的人会比摄取钙质不足的人降低 46% 的卵巢癌的发生率。

四、卵巢癌的术后饮食

卵巢癌患者的饮食调理是非常重要的。手术治疗后，临床多见气血两虚，脾胃不振，既有营养物质缺乏，又有机体功能障碍。因而在饮食调治上，既要注意适当补充营养、热量，给高蛋白、高维生素食物，又要调理脾胃功能，振奋胃气，恢复化学气源，强化后天之本。食物选择方面除了牛奶、鸡蛋，一般患者要多食用新鲜蔬菜、水果，补充蛋白质和多种维生素，忌食母猪肉。卵巢肿瘤术后尚应注意多服养身调经、滋补肝肾之品，如石榴、罗汉果、枇杷、无花果、香蕉、柠檬、桂圆、葡萄、核桃、桑葚、黑芝麻、西瓜、冬瓜、黑木耳、米粥、淮山粉、莲藕、菱角、绿豆、花椒、胎盘、鲤鱼、鲫鱼、鸡蛋、牛奶等。

卵巢癌患者的饮食应注意以下几点：

（1）饮食宜清淡，不食或少食高剂量乳糖，以及过多的动物性脂肪。

（2）不食用烟熏、霉变、含有亚硝酸盐的食物。

（3）少吃油炸、辛辣、腌制的食物。

（4）不吸烟，不酗酒，不暴饮暴食。

（5）忌葱、蒜、辣椒、桂皮等刺激性食物。

（6）忌肥腻、油煎、霉变、腌制食物。

五、治疗卵巢癌的食疗药膳方

乌贼白果

【原料】乌贼肉 60g，白果 10 枚，调料适量。

【制法】两味洗净，入锅中，加水适量，煮至肉烂，加调料即成。每日 1 次，连汤服用。

铁树叶红枣汤

【原料】铁树叶 200g，红枣 10 枚。

【制法】两味洗净入锅中，加水适量，煎煮取汁。每日 1 剂，分 3 次服，30 日为一疗程。

龙珠茶	【原料】龙葵子 15g，麦饭石 30g，红糖适量。
	【制法】龙葵子、麦饭石二味加水煎煮，去渣取汁，调入红糖。每日代茶饮用。
益母草煮鸡蛋	【原料】益母草 50g，鸡蛋 2 枚。
	【制法】益母草洗净切段，与鸡蛋加水同煮，鸡蛋熟后去壳取蛋再煮片刻即成。每日 1 剂，吃蛋饮汤。
紫草鹌蛋	【原料】紫草根 60g，鹌鹑蛋 4 枚。
	【制法】紫草与鹌鹑蛋加水共煮，至蛋熟透，去紫草。每日 1 剂，食蛋，连服 15 日。
陈香牛肉	【原料】陈皮 30g，香附子 15g，牛肉 500g，葱、姜、盐适量。
	【制法】将陈皮与香附子加水 2000g 煎半小时去渣，放入牛肉加葱、姜、盐等调料、文火炖至酥烂，凉透切片食之。
参芪健脾汤	【原料】高丽参 10g，黄芪 10g，党参 18g，山药 18g，枸杞子 15g，当归 10g，陈皮 5g，桂圆肉 14g，猪排骨 300g 或整鸡 1 只，清水适量。
	【制法】高丽参、黄芪等中药洗净后放入布袋中扎口，和排骨或鸡一起加水煮。先大火后小火，煮 2～3 小时，捞出布袋，加入盐、胡椒等调味品即可。每次 1 小碗，每天 1 次。以上原料可做出 5 小碗，吃肉喝汤。多余的放入冰箱保存。
商陆粥	【原料】商陆 10g，粳米 100g，大枣 5 枚，清水适量。
	【制法】先将商陆用水煎汁，去渣，然后加入粳米、大枣煮粥。空腹食之，微利为度，不可过量。
黑豆海参老鸭	【配方】黑豆 60g、海参 60g、老鸭 1 只。
	【制法】海参用清水反复浸泡 1 天洗净（或再用少许食用碱水

煮沸海参去其灰味后再用清水浸泡），老鸭杀后去内脏，切成块，加水与黑豆、海参炖烂，盐调味服食。适用于卵巢癌体虚者。

冬虫夏草汤	【配方】选用天然虫草素含量较高的冬虫夏草。
	【制法】粉碎后服用，每次 1.5g，每日 2 次。
	【功效】冬虫夏草提取物在体外具有明确的抑制、杀伤肿瘤细胞的作用，连续服用 1 个月大部分患者均可取得良好的疗效。

10 | 第十章
吃出来的健康——拒绝食管癌

食管癌是人类常见的恶性肿瘤，占所有恶性肿瘤的 2%，占食管肿瘤的 90% 以上，在全部恶性肿瘤死亡调查中仅次于胃癌而居第 2 位。估计全世界每年大约有 20 万人死于食管癌，我国是食管癌高发区。发病年龄多在 40 岁以上，男性多于女性。但近年来 40 岁以下发病者有增长趋势。食管癌的发生与亚硝胺慢性刺激、炎症与创伤、遗传因素，以及饮水、粮食和蔬菜中的微量元素含量有关。但确切原因不甚明了，有待研究探讨。

一、引发食管癌的危险因素

食管癌的人群分布与年龄、性别、职业、种族、地域、生活环境、饮食习惯、遗传易感性等有一定关系。已经有调查资料显示食管癌可能是多种因素所致的疾病。已明确的病因如下：

（1）化学因素：主要是亚硝胺，这类化合物及其前体分布很广，可在体内外形成，致癌性强。在高发区的饮食、饮水、蔬菜，甚至患者的唾液中，测亚硝酸盐含量均远高于低发区。

（2）生物性因素：主要是真菌。在某些高发区的粮食、食管癌患者上消化道或切除的食管癌标本中，均能分离出多种真菌，其中某些真菌有致癌作用，有些真菌能促使亚硝胺及其前体的形成，更促进癌肿的发生。

（3）缺乏某些微量元素：钼、铁、锌、氟、硒等在粮食、蔬菜、饮水中含量偏低。

（4）缺乏维生素：缺乏维生素 A、维生素 B_2、维生素 C，以及动物蛋白、新鲜蔬菜、水果摄入不足，是食管癌高发区的一个共同特点。

（5）烟、酒、热食、热饮、口腔不洁等因素：长期饮烈性酒、嗜好吸烟，食物过硬、过热、进食过快，引起慢性刺激、炎症、创伤或口腔不洁、龋齿等均可能与食管癌的发生有关。

（6）食管癌遗传易感因素。

二、食管癌的危险信号

1. 早期

症状常不明显，但在吞咽粗硬食物时可能有不同程度的不适感觉，包括咽下食物哽噎感，胸骨后烧灼样、针刺样或牵拉摩擦样疼痛。食物通过缓慢，并有停滞感或异物感。哽噎停滞感常通过吞咽水后缓解消失。症状时轻时重，进展缓慢。

2. 中晚期

食管癌典型的症状为进行性咽下困难，先是难咽干的食物，继而是半流质食物，最后水和唾液也不能咽下。常吐黏液样痰，为下咽的唾液和食管的分泌物。患者逐渐消瘦、脱水、无力。持续胸痛或背痛表示为晚期症状，癌已侵犯食管外组织。当癌肿梗阻所引起的炎症水肿暂时消退，或部分癌肿脱落后，梗阻症状可暂时减轻，常误认为病情好转。若癌肿侵犯喉返神经，可出现声音嘶哑；若压迫颈交感神经节，可产生 Horner 综合征；若侵入气管、支气管，可形成食管、气管或支气管瘘，出现吞咽水或食物时剧烈呛咳，并发生呼吸系统感染，最后出现恶病质状态。若有肝、脑等脏器转移，可出现黄疸、腹腔积液、昏迷等状态。

体检时应特别注意锁骨上有无增大淋巴结、肝有无包块，以及有无腹腔积液、胸腔积液等远处转移体征。

3. 鉴别诊断

早期无咽下困难时，应与食管炎、食管憩室和食管静脉曲张相鉴别。已有咽下困难时，应与食管良性肿瘤、贲门失弛症和食管良性狭窄相鉴别。鉴别诊断方法主要依靠吞钡 X 线食管摄片和纤维食管镜检查。

三、容易被忽略的食管癌前期病变

最了解自己的身体是患者本人，一定要正视疾病的发生。食道癌发病部位是消化道，比较特殊，早期间歇性出现吞咽困难、胸骨后和剑突下疼痛等症状时，一定要提高警惕，尽早就医。

胃食管反流这一容易诱发食管癌的前期病变很容易被患者忽略。胃食管反流是因为食管与胃接连区高压带的抗反流功能失调，正常情况下，胃内的食物和胃液是不会逆行进入食管的，但是一旦食管括约肌抗反流功能丧失后，胃液、胃酸等刺激物产生时，就不能阻止胃、十二指肠内容物反流到食管，以致胃酸、胃蛋白酶、胆盐和胰酶等物质损伤了食管黏膜，引起炎症、糜烂、溃疡或狭窄。反流性食管炎有可能就会引发食管不典型增生，这离食管癌变就不远了。

专家提醒大家，预防食管癌，首先要管好自己的嘴，提倡健康的生活方式；其次在出现食管炎、胃食管反流等症状时，一定要及时就医，在可能的情况下，尽可能地到条件比较好或者医生经验比较丰富的医院，尽早发现，尽早治疗。

四、食管癌的术后饮食

1. 饮食概述

食管是人体消化系统的重要部分，是传递、运送食物的器官之一。而食管癌、贲门癌患者大多都要做食管、胃的次全或部分切除来达到根治的目的，然后利用胃或肠管做代替移植，重建消化道。整个手术过程创伤大，往往易造成消化功能紊乱。为此，食管癌和贲门癌患者手术后如何"吃好"是十分重要的。

手术后刚开始进食时，医生会嘱咐先试饮开水，若无特殊情况，可食流质，进食 1 ~ 2 天流质后食半流质，术后 2 周可食烂饭，3 周后可普食如米饭、馒头、面包等。进食时不能食过长的纤维和过大的肉片，应细嚼慢咽，免得卡住"接口"，造成食物梗阻。倘若自觉进食梗阻明显，要及早复查，做相应处理。

2. 食管癌术后饮食的四个阶段

（1）鼻饲阶段：手术后 1 ~ 5 天，患者刚好处在手术的创伤期，吻合口尚未愈合，肠胃功能也未恢复好，消化功能差。其间只能采取鼻饲，就是经鼻放置一根非常细的特制的营养管直达空肠以输送营养。鼻饲阶段可喂患者混合奶、菜汁、米汤和果汁等，注入量第一天为 500 毫升，分 2 ~ 3 次滴注，以后根据患者的耐受量增加至 1500 ~ 2000 毫升。滴入时的温度以与体温近似为宜。鼻饲营养液尽可能达到含蛋白质、脂肪、碳水化合物、维生素、盐和水比例适当的要求。

（2）流食阶段：指手术后 5 ~ 10 天。此间，患者已基本度过了手术创伤期，肠胃功能开始逐步恢复，表现为有食欲、肛门排气。可以先给予白开水少量（3 ~ 5 汤匙），渐渐增加至 30 ~ 50 毫升，如无明显不适，可给予米汤、蛋汤、鲜奶、鱼汤和各类家禽煨的汤，每次 100 ~ 200 毫升，每天 5 ~ 7 顿。

（3）半流质饮食阶段：从手术后第二周开始。此间，患者手术后留置的各种引流管已拔除，静脉输注液体也渐停，除个别高龄或超高龄患者不能下床活动外，大多都可以行走活动，食量渐渐增加。但此期只能少食多餐，以易消化的无渣食物为主（如稀饭、面条、鸡蛋羹和豆腐等），特别是一些手术前食量大的患者切忌大量进食，免得造成消化道并发症或吻合口瘘。

（4）正常饮食阶段：此阶段一般从手术后的第四周开始。此间，大部分患者已出院在家休息，由自己的亲人照顾。这时可尽可能扩大饮食范围（除油炸和甜食），除医生特别强调不能食用的食物外都可进食，并可指导患者做一些适当的体力活动，以利消化吸收。该期有少数患者可能会出现上腹饱胀、吐酸水、腹泻等症状，可服用吗丁啉 2 片，一天 3 次；复方苯乙哌啶 2 片，一天 3 次。如用药后症状仍不缓解，应到医院诊治。

3. 食管癌术后饮食原则

（1）每餐进食量较术前减少，患者往往进食少量食物就感觉饱腹，所以要少食多餐，每天 4 ~ 5 顿，进食后要多走动，增进肠胃蠕动。

（2）手术破坏胃的神经，手术后有一些患者没有饥饿感觉，所以要定时定量进食，若不按时进食，常常引起出院后患者营养不良。

（3）胃内容物容易反流，所以睡觉要将肩背部垫高，上身保持一定角度，并且睡觉前两小时不能进食，万一胃内容物反流至口腔，进而进入气管、肺内，将造成生命危险。

专家指出，食管癌术后，饮食调理要以流质、半流质为主。避免任何刺激性食物，防止吻合口感染和损伤。经医生允许后再进普通食物。饮食应给予高营养，可在平日口味习惯的基础上，加食薏米粥、糯米粥、新鲜果菜、奶、鲜肉和鲜蛋等，如食欲不振，可用鲜山楂、石榴、乌梅等调理口味，促进食欲，也可用橘皮、鸡、生姜和冰糖等煮汤服食。

五、如何从饮食习惯方面预防食管癌

专家提醒我们：食管癌高发区人群中血清钼、发钼、尿钼等微量元素都低于正常，食管癌的致癌因素中除微量元素缺乏与当地水土关系很大、自己难以控制之外，其他致癌因素都可以通过改变生活方式来预防。

食管癌是典型的生活方式癌，不良饮食习惯与食管癌发病关系密切。预防食管癌首先要管好自己的嘴。少吃或尽量不吃腌制类食品和熏烤食品，这类食品中含有亚硝胺类化合物，具有很强的致癌性。食管癌高发地区林州市居民特别喜欢吃当地腌制的酸菜，研究表明，当地居民中的胃液、尿液中存在大量诱发食管癌的致癌物质，当地患者食用酸菜量与食管癌的发病率成正比。少喝劣质、烈性白酒，中国人习惯无酒不成席，这一方面尤其要注意，尊重个人习惯，适量饮酒，很大一部分食管癌患者与过量饮酒关系密切。

改变饮食方式，提倡健康的生活习惯，避免食管黏膜的损伤。长期喜进烫食、粗食，饮浓茶，多食辣椒等刺激性食物会引起食管黏膜损伤、引起食管黏膜增生间变，损伤食管黏膜，这也可能是致癌因素之一。喝茶、喝粥不要过烫，饮食过热会出现黏膜烫伤，出现反复烫伤就很容易癌变。各种长期不愈的食管炎可能是食管癌的癌前病变。

食管癌还具有显著的家族聚集现象，高发区连续三代或三代以上患病家族屡见不鲜。食管癌的发生与遗传因素有关，但其遗传性并不表现在癌症本身，只表现在易患肿瘤的倾向性（或称易感性）。在此基础上，加上后天环境中致癌因素，经过复杂的癌变过程，肿瘤就有可能产生。食管癌的家族聚集现象与家庭饮食习惯有密不可分的关系，同家族人群在饮食习惯方面有很大的相似性，形成了食管癌家族聚集高发。

六、预防食管癌的食物

食管癌与饮食的关系非常密切，如今饮食也成了制约疾病发生的因素之一，要想预防食管癌，首先要保持健康的饮食习惯，其次要有一个合理的膳食搭配。那么，预防食管癌的食物有哪些呢？

1. 白萝卜

最新的研究发现，喝酒爱
脸红的人身体内缺少一种可以
帮助代谢酒精的乙醛脱氢酶。
由于缺少酶的作用，乙醛就会
在体内迅速累积，迟迟不能代
谢，长期作用于食管黏膜，长
此以往可能引发食管癌。专家

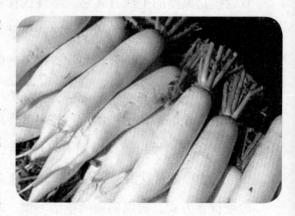

介绍，喝酒容易脸红的人应该多吃些可以保护食管的食物，如白萝卜。

白萝卜如何发挥抗癌作用呢？

白萝卜性凉味辛甘，可消积食、解毒、化痰热，是消化道和呼吸道疾病
患者最好的食物。白萝卜含有很多的淀粉酶，不仅帮助消化，还能防止烧心
和加快乙醛的排出。

白萝卜所含的大量维生素 C，既可提高肝脏功能，增进乙醛分解，又是
保持细胞基质结构完整的必需物质，可抑制癌细胞生长。

白萝卜中还含有约90%的水分，吃后可以稀释酒精的浓度。应留意的是，
萝卜中含有非常多的干扰素，其活性成分双链核糖核酸不耐热，因而最好
生吃细嚼，而且在吃萝卜半小时内不要吃别的食物，这样才能有效发挥抗
癌作用。

现代研究也证实，白萝卜含芥子油、淀粉酶和粗纤维，具有增进消化，
增强食欲，加快肠胃蠕动和止咳化痰的作用。中医理论认为该品味辛甘，性凉，
入肺胃经，为食疗佳品，可以治疗或辅助治疗多种疾病，本草纲目称之为"蔬
中最有利者"。不过白萝卜不适合脾胃虚弱者。

2. 薏仁

在中医用药方面，薏仁属于一种常见的中药，其中含有蛋白质、脂肪、维生素 B_1、糖类、氨基酸等多种人体所需的营养物质，具有抗肿瘤、利尿、消肿、抗炎、降血糖、增强机体免疫力的作用，特别是能抑制癌细胞繁殖。

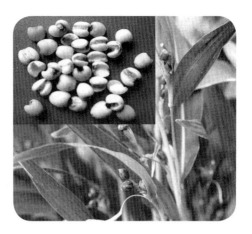

3. 黄豆

黄豆富含蛋白质、铁、氨基酸和多种抗癌微量元素。经常食用黄豆汤、豆浆、豆腐、豆腐干，能防癌抗癌。

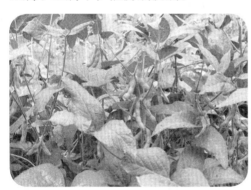 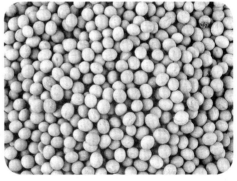

4. 莜麦、荞麦、玉米等

多吃莜麦、荞麦、玉米等食物，可以有效预防食管癌的发生。因其含有人体所需的

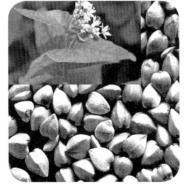 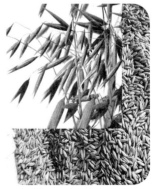

维生素、纤维素、微量元素，易被人体吸收，并含有抑癌增殖成分。

5. 菇类

日本的一项实验证明，香菇中多糖体的抗癌率达 80% ~ 95%，对多种恶性肿瘤如白血病、食管癌、胃癌、肠癌、肺癌、肝癌等都有显著疗效。香菇中含有一种"β - 葡萄糖苷酶"的物质，可加强机体的抗癌作用。

另外，在癌症初起阶段，坚持吃香菇，可以抑制其发展，甚至可以使其消失。这是因为香菇不但含多糖，而且还含有干扰素的诱导剂——双链核糖核酸，能够进入癌细胞抑制其增殖。在各种癌症手术后，持续食用香菇，还可以防止癌细胞的转移。

金针菇茎内有一种蛋白，它可以刺激宫颈癌患者体内的天然抗癌机制，从而使患者依靠自身免疫力来对抗癌细胞。松口蘑含有十余种有效的抗癌成分，其中松茸多糖是目前所知最强的辅助性 T 淋巴细胞的刺激剂，它能有效抑制癌细胞的生长，具有强烈的抗辐射、抗肿瘤活性、抗放射性物质伤害机体细胞和抑制肿瘤细胞增殖的作用，并能吸收、排泄致癌物质，阻止化学物质、放射线和病毒致癌。

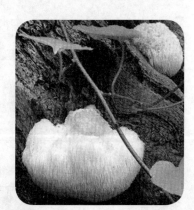

猴头菇属于一种菌类食品，多吃可利五脏、助消化；另外还可以增强机体免疫力，延缓衰老。从中提取的多肽类物质，对消化系统的癌肿尤其是食管癌有抑制作用，并能改善人体健康状况。

6. 大蒜

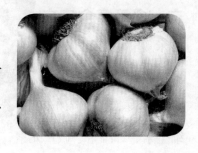

大蒜有"地里长出的青霉素"之称。含有蒜素和硒等微量元素，经常食用有防癌、抗癌、杀菌、抗菌作用。

7. 新鲜鱼

食用新鲜鱼对食管癌有保护作用，相对危险性为 0.5，即食用新鲜鱼多的人群患食管癌的危险性是对照组的一半。

8. 维生素

维生素 C 对食管癌具有保护作用。有研究显示 β - 胡萝卜素也对食管癌的发生有保护作用，与 β - 胡萝卜素的低摄入量相比，高摄入量和中摄入量组食管癌的相对危险性分别为 0.5 和 0.4。但是，有的研究则未显示出维生素 A 的摄入与食管癌的关系。还有的研究显示蛋白质、胡萝卜素、维生素 C、维生素 E 和核黄素可以减少食管癌的危险性，维生素 E、维生素 D 和磷有独立的保护作用。

9. 水

多喝水，也可以预防食管癌的发生。因为水是生命之源，人体每天排出的水（汗、尿）和补进的水基本平衡。每天喝足 8 杯水，能使人体免疫功能健全，没有癌细胞生存、扩散的条件，并能有效地抑制、预防膀胱癌。

10. 其他

我国四川的研究显示，经常吃鸡蛋可以减少患食管癌的危险性。此外，有研究显示食醋是食管癌的保护性因素。

六、食管癌食疗方

冬凌草蜂蜜饮

【组成】冬凌草 50g，蜂蜜 30g。

【制法】将冬凌草洗净，晾干后切成小段，放入砂锅，加水适量，煎煮 2 次，每次 15 分钟，合并 2 次滤汁，放入容器，趁温热时兑入蜂蜜，调拌均匀即成。

【用法】早晚 2 次分服。

【功效】抗癌清热解毒。通治各型食管癌、胃癌等多种癌症。

白萝卜蜂蜜饮

【配方】白萝卜 500g，蜂蜜 30g。

【制法】将白萝卜放入清水中，刷洗干净，用温开水冲洗 3 次，切碎，压榨后用洁净纱布过滤，取其滤汁与蜂蜜拌和均匀，即成。

【用法】早晚 2 次分服，空腹食尤佳。

【功效】抗癌利湿，化痰顺气。通治各型食管癌及消化道癌瘤等多种癌症。

薏苡仁杏仁羹粥

【配方】薏苡仁 50g，苦杏仁 10g，粳米 50g。

【制法】先将苦杏仁洗净，放入温水中浸泡片刻，除去外皮及皮尖，与淘洗干净的薏苡仁同放入砂锅，加水适量，大火煮沸，改用小火煨煮 30 分钟，调入淘净的粳米，视需要可酌情加清水适量，用小火煨煮成稀粥。

【用法】早晚 2 次分服，食粥，细嚼薏苡仁、苦杏仁。

【功效】抗癌，健脾理肺。通治各型食管癌、胃癌等消化道癌瘤。

鲫鱼羹

【用料】活鲫鱼 1 条（约 400g），干姜 3g，橘皮 3g，生粉、细盐各适量。

【制法】将鲫鱼去掉鳞、鳃及内脏，洗净，放入锅中，加水适量，先用武火烧沸，后改用文火煨至烂熟，滗取鱼汤备用，鱼另食用；再把干姜、橘皮和胡椒同碾成细末，生姜和葱白切成碎末，同放入鱼汤中煮沸 5 分钟，最后加入生粉、细盐稍煮即成。

【用法】每日 1 ~ 2 次，每次 1 小碗，温热食用。

三七莲藕鸡蛋

【用料】三七末 3g，鸡蛋 1 个，鲜藕 250g。

【制法】先将鲜藕去皮洗净，切碎绞汁备用，再将鸡蛋打入碗中搅拌，加入藕汁和三七末，拌匀隔水炖 50 分钟即可。

【用法】每日清晨空腹食之。

冬虫夏草炖鸭肉

【用料】鸭肉 150g，冬虫夏草 10g，红枣 5 枚，生姜 15g。

【制法】将冬虫夏草、生姜、红枣洗净；鸭肉洗净，斩块备用。把全部用料一齐放入炖盅内，加开水适量，文火隔水炖 2 小时，调味即可。

【用法】随意饮汤食肉。

【功效】补肾填精，健脾养胃。

【适应范围】食管癌属于虚损者，症见形瘦体弱，食欲不振，遗精失眠，咳嗽气促，痰中带血，声低气怯，体倦乏力；舌淡，脉细等。

【注意事项】①使用本方以虚损症为主，尤以食管癌及其他癌症见形瘦体弱，食欲不振，体倦乏力，舌质淡，脉细为要点。②本方以滋补为主，凡外感发热，痰湿壅盛者不宜饮用本汤。

人参黄芪炖生鱼

【用料】生鱼一条（约 250g），人参 10g，黄芪 30g，红枣 5 枚。

【制法】将人参洗净，切片；生鱼去鳞、腮、肠脏，洗净；黄芪、红枣洗净。把全部用料一齐放入炖盅内，加开水适量，隔水炖 2 小时，去黄芪，捞起生鱼，调味即可。

【用法】饮汤食肉。

【功效】益气养血，补虚生肌。

【适应范围】食管癌及各种癌症手术后气血两虚，术后创口难以愈合者，症见面色黄萎无华，形体消瘦，神疲懒言，纳呆气怯；舌淡，脉细弱。

【注意事项】①使用本方以癌症手术后创口难以愈合，面色萎黄，声低气怯，舌淡，脉细弱属于气虚者为要点。②若癌症属湿热者不宜饮用本汤。③服本方忌食萝卜，以免其降低人参功效。

牛奶银耳

【原料】银耳 100g，鲜牛奶 50g，菱角 15g，白糖 40g，白醋、味精、细盐、芥末油等各适量。

【制法】①将银耳洗净，用温开水泡发，再放开水中焯一下，捞出沥去水分，盛盘内待用。②将菱角煮熟，去壳，研成细末，撒银耳上。③将牛奶滚沸数分钟，起锅后将白糖、白醋、味精、细盐等加入奶内，搅匀化开，浇银耳上。④滴入适量芥末油，即可食用。

【功效】抗癌治噎嗝。

银耳有益气健身、降血脂、防癌等多种功效，营养丰富，又极易吞咽，所以是食管癌患者理想的食物。鲜牛奶有保护消化道黏膜、和胃止呕、增加营养等功效，它还能养阴生津，润肠通便，所以很适合食管癌患者之吐食、便秘者食用。据日本东京药科大学实验，菱角具有较强的抗癌作用，对各种癌症均有明显的抑制效果。故这道菜适合于食管癌、胃癌、直肠癌、肺癌、子宫颈癌等患者食用。一般老年人食用，对预防癌症也有一定作用。

竹叶猴头汤

【原料】鲜竹叶 100g，猴头菌 100g，鸡肉 50g，白菜心 100g，细盐、料酒、葱、姜、味精、胡椒面各适量。

【制法】①将鲜竹叶洗净，加水适量，水煎 30 分钟，去渣留汁待用。②将鸡肉切丝，加水用小火炖烂待用。③将猴头菌洗净，放入盆内用温水发涨，削去底部的木质部分，再洗净切成 2 毫米厚的薄片，发猴头菌的水用纱布过滤待用。④葱切段，姜切片，白菜心洗净用手掰碎。⑤锅烧热，下入素油适量，油热后投入葱、姜、熟鸡肉丝煸炒后，再放入细盐、料酒、发猴头菌的水、竹叶汁，并加入猴头片，烧30分钟，再下入白菜心、味精、胡椒面，略煮一下即成。

【功效】益气、抗癌。竹叶有清热利水、豁痰利窍的作用，对于食管癌患者呕吐痰涎、饮食不下、口渴、尿赤等症，有明显的治疗效果。另外，它还能治疗胃火偏盛及热病伤津所致的胸膈满闷、呕吐不食等症。

鹅血茅根汤

【原料】熟鹅血100g，鲜茅根200g，香菜20g，葱花、姜末、酱油、醋、香油、味精各少许。

【制法】①将鲜茅根洗净，切段，加水适量，煎煮30分钟，去渣留汁待用。②将熟鹅血切成1厘米见方的小块；香菜洗净后切成2厘米长的段待用。③锅内加香油，烧热后加葱花、姜末、酱油炝锅，把茅根汁加入，再加入鹅血，煮5～10分钟后，加入香菜、醋、味精等调味，即可食用。

【功效】消肿解毒。

鹅血性平味咸，有解毒、治噎、化瘀等功效。临床报道，用鹅血治疗食管癌、胃癌、直肠癌等，能减轻症状，延缓生命，某些病例尚可治愈。鲜茅根有凉血清热、利水消肿等功效。它味甘而不泥隔，性寒而不碍胃，利水而不伤阴。临床上用于食管癌之阴虚血热、口干舌赤、烦躁失眠等症，能明显改善症状。

赭石蘑菇汤

【原料】生赭石50g，蘑菇200g，嫩鸡块100g，水发黑木耳25g，细盐5g，熟猪油15g，香油6g，味精少许，胡椒粉2g，黄酒20g，酱油10g。

【制法】①将生赭石打碎，加水1500ml，煎至1000ml时去渣留汁待用。②将蘑菇洗净切块待用。③锅内放熟猪油烧热,用酱油炝锅,加赭石水 1000ml,开后下入鸡块,用小火炖烂。④将蘑菇块、黑木耳下锅中煮 3 ~ 5 分钟,加入细盐、味精、胡椒粉、黄酒,淋上香油即成。

【功效】降气,扶正。

赭石性味寒微苦,有平肝降逆、止呕止血等功效。据研究,它含有三氧化二铁及钛、镁、砷盐等成分。代储石对食管癌之呕吐痰涎、胸膈满闷、大便秘结等症,有较好的治疗作用。另外,它还常常用于治疗肝胃气逆所致的呃逆、嗳气、呕吐、气喘等症。

鲫鱼莼菜汤

【原料】鲫鱼 150g,莼菜 100g。

【制法】共煮汤饮。

【功效】益气健脾,清热解毒,和胃调中,止呕止痛。

参薏粥

【配方】北沙参 9g,莱菔子 6g,旋覆花 6g(布包),生薏米 20g。

【制法】先将沙参、莱菔子、旋覆花煎汁去渣,倒入生薏米中煮烂打成匀浆,再煮沸,每天 1 剂,分早晚服。

【功效】具有化痰开郁,降逆止呕的功效。但服地黄、首乌时忌食,体质虚弱者大忌。

虫草乌骨鸡

【配方】冬虫夏草 30g,乌骨鸡 100g。

【制法】加调料煮烂,然后打成匀浆,加适量淀粉或米汤,使之成薄糊状,煮沸,每天多次服。

【功效】具有补虚强身,养阴退热,补益肝肾之功效。

**五汁
饮**

【配方】藕汁、甘蔗汁、梨汁、荸荠汁各等量。

【制法】加清水适量煮沸，后用小火煮 30min 取汁，再加麦冬 6g 煎汁调匀，分多次服。

【功效】有生津止渴，清热解毒之功效。但脾胃虚寒者勿服。

11 第十一章
吃出来的健康——拒绝胃癌

　　胃癌是我国最常见的恶性肿瘤之一，在我国其发病率居肿瘤的第三位，每年约有 17 万人死于胃癌。胃癌可发生于任何年龄，但以 40 ~ 60 岁多见，男女比例约为 2 ：1。胃癌可发生于胃的任何部位，但多见于胃窦部，尤其是胃小弯侧。胃癌的发病原因与多种因素有关，如生活习惯、饮食习惯、环境因素、遗传素质、精神因素等，并且与慢性萎缩性胃炎、胃息肉、胃黏膜异形增生及肠上皮化生、恶性贫血、胃大部切除术后残胃等癌前期疾病有一定的关系。慢性萎缩性胃炎的癌变率为 1.2% ~ 13.8% ；息肉直径＞ 2cm、基底部无蒂者、腺瘤性多发胃息肉容易癌变；胃大部切除术后残胃的癌变率一般为 1% 左右；长期幽门螺杆菌（Hp）感染的患者，如果治疗不及时，5% ~ 10% 的病例会发展成胃癌。研究发现多种食物与胃癌发生有关，主要有盐腌肉（咸鱼、火腿、腊肉），腌制蔬菜，油煎、熏烤的鱼肉，含高糖类低蛋白的食物，酒精性饮料等。

一、胃癌早期危险信号

　　胃癌早期症状常不明显，进展期开始出现捉摸不定的上腹部不适、隐痛、嗳气、反酸、食欲减退、轻度贫血等；部分可出现类似胃十二指肠溃疡或慢性胃炎症状，有些患者服用止痛药、抗溃疡药后，或饮食调节后疼痛减轻或缓解，因而往往忽视而未做进一步检查。随着病情的进展，胃部症状逐渐明显，上腹部疼痛加重，食欲不振，伴有贫血或黑便、体重减轻等。晚期常有癌肿转移症状，出现腹部肿块、腹水，左锁骨上可摸到肿大的淋巴结，严重贫血，消瘦或严重营养不良等。因此，出现下列情况时患者就应该引起警惕。

1.胃疼痛性质的改变

溃疡病疼痛的特点是规律性疼痛。胃溃疡为饱餐痛，十二指肠溃疡是饥饿痛亦称空腹痛，有的患者可出现夜间痛。一旦疼痛的强度、性质、发作的时间发生改变，成为持续性疼痛或者有所加重，且原来治疗有效的药物变得无效或欠佳；过去没有胃痛的患者，突然出现反复发作的胃痛，此时均应警惕癌变的可能。

2.明显消瘦

凡年龄在40岁以上，有慢性胃病的患者，短期内有食欲减退、厌食、恶心、呕吐、疲乏无力、明显消瘦等症状，且药物治疗效果差，可能是胃癌的早期信号。

3.腹部出现固定的包块

一部分胃溃疡患者在其剑突下可摸到包块，质硬、表面不光滑，而且包块迅速增大，按压疼痛。这种情况大都是发生了恶变。

4.持续黑便

如果胃溃疡患者出现了无法解释的黑便，或者大便潜血试验持续阳性，需特别注意，应进一步查清，这往往也是恶变的先兆症状。

一旦发现上述症状后，就应立即去医院就诊，行消化道钡餐透视和电子胃镜检查。胃双重对比造影检查对发现早期胃癌有很大价值，可以发现胃黏膜的破坏或糜烂，有黏膜破坏时则应该考虑到有恶性病变的可能，应进一步做电子胃镜检查。内镜下可以观察病变的大小、范围、颜色和形状，对肉眼无法判断病变性质的可疑病灶，需要咬取活组织送病理检查。CT检查可显示胃癌累及胃壁向腔内和腔外生长的范围、与邻近器官的解剖关系，以及有无腹、盆腔转移等，对胃癌准确分期和治疗方法的选择有很大帮助。

二、胃癌的预防保健

专家建议在胃癌高发地区及高危人群中开展包括幽门螺杆菌（Hp）的筛查、钡餐造影或电子胃镜检查的胃癌筛查。特别是 40 岁以上的男性有上腹部不适，就应该做胃镜检查。此外，消化不良症状明显且持续时间较长，经治疗后症状改善不明显者；有慢性萎缩性胃炎、恶性贫血、残胃及良性胃溃疡等胃癌高危人群，也应注意每 6 ～ 12 个月要去医院做一次健康查体，以便能早期发现和早期诊断胃癌，这是提高生存率的关键。

胃癌的二级预防有了一系列行之有效的方法，主要包括：① 在有条件的胃癌高发区开展胃癌普查；②在日常内镜工作中检出胃的癌前病变，对有高度癌变倾向的胃癌前病变严密随访和处理，胃镜追踪随访各类癌前病变的转归；③ 运用内镜新技术及放射摄像术，早期检出胃癌。

三、预防胃癌的食物

国外专家通过研究发现，如果你经常吃下列几种食物，可以预防或减少胃癌的发生。

（1）大蒜：大蒜是公认的防癌食物，能显著降低胃中亚硝酸盐含量，减少亚硝酸胺合成的可能，有明显的抗癌功效。

（2）洋葱：洋葱中含有一种特殊物质，能降低胃中亚硝酸盐含量，为天然的抗癌物质。

（3）菌菇类：菌菇类中富含的粗纤维和钙等都有防癌作用，还能提高人体免疫力，有防癌功效。

（4）番茄:含番茄红素及胡萝卜素,它们都是抗氧化剂,特别是番茄红素,能中和体内自由基,有抗胃癌和消化道癌的作用。

（5）椰菜花:含较多微量元素钼,可阻断致癌物质亚硝酸胺的合成,起到抗癌防癌作用。

（6）芋头:芋头又称芋艿,是天南星科植物多年生草本"芋"的地下块茎,原产我国和印度、马来西亚等热带地区。芋头口感细软,绵甜香糯,营养价值近似于土豆,又不含龙葵素,易于消化而不会引起中毒,是一种很好的碱性食物。它既可作为主食蒸熟蘸糖食用,又可用来制作菜肴、点心,是人们喜爱的根茎类食品。芋头还含有一种黏液蛋白,被入体吸收后能产生免疫球蛋白,或称抗体球蛋白,可提高机体的抵抗力。中医学认为其味甘辛、性平,生用有小毒,煮熟无毒,入肠、胃经,具有益胃、宽肠、通便、解毒、补中益气、滋补肝肾、消肿散结、化痰等功效,运用于治疗肿块、痰核、瘰疬、便秘等病症,可作为防治癌瘤的常用药膳主食。在癌症手术或术后放疗、化疗及其康复过程中,芋头有辅助治疗的作用。

芋头还有以下保健功效。

调节酸碱平衡:芋头为碱性食品,能中和体内积存的酸性物质,调整人体的酸碱平衡,产生美容颜、乌头发的作用,还可用来防治胃酸过多症。

调补中气:芋头含有丰富的黏液皂素及多种微量元素,可帮助机体纠正微量元素缺乏导致的生理异常,同时能增进食欲,帮助消化。故中医认为芋艿可补益中气。

其他功效:芋头中富合蛋白质、钙、磷、铁、钾、镁、钠、胡萝卜素、烟酸、维生素 C、B 族维生素、皂角苷等多种成分,其所含的矿物质中,以氟的含量较高,具有洁齿防龋、保护牙齿的作用。生芋头含有丰富的黏液皂素,外敷能消肿散结,清热解毒。

四、胃癌佐疗药膳食谱

芋头粥

【原料】新鲜芋头250g，东北大米100g，油、食盐适量。

【制法】取新鲜芋头去皮切片，洗净与淘洗干净的东北大米同入砂锅煮粥，煮熟后加油、食盐调味即可食用。

【功效】散结，宽肠，下气。适用于大便燥结，妇女产后恶露排出不畅等症，以及颈淋巴结核、肿瘤切除术后等的辅助食疗。

良椒猪肚汤

【原料】高良姜9g切细片，胡椒9g研碎，猪肚一个约500g。

【制法】猪肚洗净除脂，纳良姜及胡椒入猪肚里，扎紧两端，加清水适量，炖至猪肚熟烂止。

【功效】高良姜为温中散寒要药，健脾胃止冷逆，镇痛止呕；胡椒为温中开胃除痰要药，治心腹卒痛，冷气上冲，是很好的健胃药；而猪肚则有补益虚损，健脾养胃的功效。凡胃癌见上腹隐痛，恶心呕吐，本药膳有辅助治疗的良效。

参芪瘦肉汤

【原料】党参18g，黄芪18g，大枣6枚，黄花鱼鳔适量，瘦肉250g。

【制法】鱼鳔用微温水浸软，大枣去核，与其他药置瓦煲，加水煲至鱼鳔熟透，除去药渣即成。

【功效】汤以党参、黄芪、大枣组成，三药大补气血，配以黄花鱼鳔，则有滋阴补气血之功，是胃癌治疗中理想的辅助汤水。

牛奶竹沥饮

【原料】鲜牛奶200ml，淡竹沥50ml，蜜糖21g，生姜9g（绞汁）。

【制法】先煮沸牛奶，再加入鲜竹沥、蜜糖及生姜汁，频频吸服。

【功效】牛奶性味甘平，入肺、胃经，有补益虚损、养胃润肠的功效。而淡竹沥为消风降火、润燥行痰要药，止烦消渴祛痰，配合暖胃散寒、止呕开痰的生姜汁，对胃癌呕秽痰涎或宿食者，佐疗力雄。

附子砂仁瘦肉汤

【原料】熟附子9g，砂仁9g，菱角60g，生姜4片，干姜9g，瘦猪肉250g（或用猪肚半个）。

【制法】把菱角洗净捣烂，与瘦肉及各药置于瓦煲，加水煲至瘦猪肉熟即可。

【功效】据《中药大字典》记载：菱角有抗癌作用，配附子、砂仁、干姜等暖胃健脾药，对胃癌有防与抗的功效。

五、防治胃癌的中药方剂

1. 枫苓合剂

目前的中药都只能作为肿瘤患者保健用，而不能用作治疗。但枫苓合剂的配方则很独特，只有五味药，其中大风子和木鳖子是毒性极强的两味药，同时具有祛邪的功能，经过特殊的工艺，这两味"毒药"不仅无毒，还能抑制肿瘤。而且，有关专家表示，由于药物的配方和工艺极为特殊，因而很难被"克隆"，在治疗上具有唯一性，几乎没有被仿冒的可能。

枫苓合剂主要针对胃、肠、肝、食管和胰腺等消化系统肿瘤的临床治疗，通过在上海、广州、江苏、浙江、河南等地开展的长达7年的近千例大样本临床试验，结果显示总有效率高达93.2%，安全性高于同比化疗组4.66倍，其有效剂量仅为有毒剂量的二百五十分之一，而且价格是化疗药物的四分之一，无论是抑瘤率还是安全性均远优于同比化疗组，为中药抗肿瘤展现了广阔空间。

2. 参藤消胃积汤

【处方】藤梨根5份，黄芪1.5份，人参1份，乌骨藤5份，珍珠菜5份，白首乌1份，三七1.5份，干姜0.5份。

【加减】本方为治疗胃癌的基础方，在临床应用时，应在本方基础上，根据具体证型进行加减，例如：肝胃不和型有腹胀、嗳气、呃逆等可加柴胡、木香、沉香、降香、藿香、佩兰等疏肝理气、降逆止呃；瘀毒内阻型胃痛者加元胡、香附、五灵脂等活血止痛；脾胃虚寒型加高良姜、荜茇等温胃散寒；呕血、便血加仙鹤草、血余炭等止血；气血亏虚加白术、熟地、阿胶等补气补血。

【用法】上药按比例煎煮取汁，每毫升含生药 0.12g，每袋 180ml。每次 1 袋，每日 3 次口服。治疗期间忌食辛辣刺激性食物，忌烟酒。

【功能】清热解毒，益气健脾，软坚散结。

【主治】治疗各期胃癌出现的食欲减退，恶心，呕吐，上腹胀痛，消瘦，乏力，进食不利等症状。

3. 理气活血方治疗气滞血瘀型胃癌

【处方】桃仁 15g，红花 10g，生地 30g，熟地 30g，当归 30g，大黄 10g，枳实 15g，厚朴 15g，制半夏 15g，白花蛇舌草 30g，七叶一枝花 30g，升麻 10g，炙甘草 10g，生姜汁 6g，韭菜汁 6g。

【加减】紫舌，肿块较大未能全切除，正气不虚加川芎、地龙、葛根、三棱、牛膝；疼痛固定，持续不解，加延胡、五灵脂。

【用法】水煎取汁并浓缩至 300ml，冲入姜、韭汁，每日 1 剂，分 6 ~ 8 次频服。

【常用成方】可选桃红四物汤等加减。

【疗效】有资料显示：共治疗 61 例，1 年生存率 58% 左右，2 年生存率 32% 左右，3 年生存率 25% 左右。

4. 软坚化痰方治疗痰湿凝结型胃癌

【处方】生牡蛎 60g（先煎），昆布 20g，海藻 20g，番木鳖 1.8g，僵蚕

15g，炮甲片 10g，山慈菇 10g，半枝莲 30g，旋覆花 10g（包煎），代赭石 15g，煅瓦楞 15g，生半夏 1.8g，石见穿 30g，守宫 10g，白花蛇舌草 30g。

【加减】胸部痞闷加代代花、玫瑰花、佛手片、绿萼梅；疼痛加金玲子散、生川草乌；体虚加人参、黄芪；纳差加谷麦芽；便秘加大黄；大便隐血加仙鹤草、紫珠草。

【用法】以上方药中，生切番木鳖、生半夏的剂量应从 1.8g 开始（儿童酌减），每服 5 ~ 10 剂后各加 0.3g，可加至 10 克。其他药物均用常用量。每日 1 剂，水煎 2 次，和匀分服。

【常用成方】可选旋覆代赭汤、海藻玉壶汤、二陈汤等加减。

【疗效】共治疗 310 例，1 年生存率 70% 左右，2 年生存率 45% 左右。

5. 李氏祖传特效抗癌灵（又名化癌回春速效止痛膏）

【处方】①生马钱子 60g，生川乌 50g，蛴螬 30g，七叶一枝花（重楼）60g，洋金花 60g，生乳没各 45g，三七粉 30g，血竭 30g，丁香 30g，辽细辛 45g，紫硇砂 30g，雄黄 45g，樟脑 20g，蜈蚣 30g。以上诸药要各取细粉（约 100 目筛），称量混合均匀。②白芷 50 克，姜黄 50g，米壳 60g，乌蛇 60g，威灵仙 60g，鸡血藤 60g，桃仁 50g，红花 45g，当归 50g，川芎 50g，生地 50g。

【制法】方②水煎二次，每次一小时以上，二次药液混合后过滤，以文火慢慢加热浓缩成流浸膏备用。称取膏药基质 3200g，以文火熔化后离火，冷却到约 70℃再不断搅拌下缓缓加入流浸膏，完全搅拌均匀后，继续以文火加热，再离火冷却到 70℃时入①方药粉搅拌均匀后即可进行摊膏。

【疗效】有效病例一般在外贴抗癌灵膏药 1 ~ 3 小时便可见效，抗癌灵膏药缓解疼痛的时间较持久，大多数患者在患病期间无疼痛感，抗癌灵膏药使用方便，药味馥香，不污染衣物，可随肿块和疼痛的范围大小而任意贴敷，连续使用无成瘾性和不良反应，避免了镇痛药和麻醉药引起的胃肠道不良反应和成瘾性，亦无内服活血化瘀理气止痛中药引起的胃肠不舒、纳差以及出血之弊。

六、治疗胃癌的民间偏方

1. 民间偏方一

半夏9g，黄芩9g，干姜9g，大枣5枚，炙甘草4.5g，黄连4.5g，人参3g。
【服法】水煎取汁，分两次服用，每日服一剂。

2. 民间偏方二

生大蒜头240g，去衣，浸白酒或高粱酒两瓶半。酒必须高出蒜面1/3，浸约一年，愈陈愈佳，早晚空腹饮一小杯。对胃癌及其他癌症具有预防和治疗效果。

3. 民间偏方三

用木棉树皮连刺960g与纯瘦无肥之猪肉500g，炖至极烂，半肉半汤，食后会大泻，继续服用到治愈为止。

木棉树有开白花与开红花两种，采用时，应以开白花者为最佳，治疗胃肠癌颇有奇效。

12 | 第十二章
吃出来的健康——拒绝胰腺癌

　　胰腺癌是临床表现隐匿、病情发展迅速和预后极差的消化道恶性肿瘤，发病率男性高于女性，发病年龄高峰在60岁左右。治疗效果不理想，死亡率高，各国统计5年生存率仅为5%左右。已发现一些环境因素与胰腺癌的发生有关，其中首要危险因素为饮酒、吸烟，其他高危险因素还有糖尿病，以及慢性胰腺炎等。长期饮咖啡和高脂肪、高动物蛋白饮食也是发生胰腺癌的危险因素。就胰腺癌的发生部位而言，以胰头部位多见，占80%左右，胰体次之，胰尾部少见，有的头体尾部均有，属于弥漫性病变或多中心性病变。胰腺癌的病理类型90%以上的为导管细胞癌。

一、胰腺癌危险信号

　　胰腺癌的临床表现因肿瘤部位、胆管和胰管梗阻情况、胰腺破坏程度及转移等情况不同而有不同表现。早期胰腺癌的表现很不典型，出现症状时往往已属晚期。上腹部不适及隐痛是胰腺癌最常见的症状。食欲减退、消瘦也比较常见，伴有明显的消化吸收不良，约50%的患者在发病3个月内出现体重下降5～10公斤。梗阻性黄疸是胰头癌的典型表现，表现为皮肤、巩膜黄染；大便色泽变浅，甚至呈陶土色；有皮肤瘙痒症，呈进行性加重。这些表现和胆系疾病引起的梗阻性黄疸相似。另外由于癌变的胰腺无法分泌胰岛素，从而使血糖升高，引发糖尿病，糖尿病可能是部分患者的早期症状。胰腺分泌功能不全还可导致顽固性腹泻等。晚期胰腺癌患者可出现上腹固定的肿块及持续性疼痛，腹痛向腰背部放射。

怀疑胰腺癌，可行腹部 B 超、CT、MRI 或 ERCP（逆行胰胆管造影）等影像学检查，明确肿瘤部位、大小、与周围组织的关系。B 超显像是无创性检查，为胰腺癌的首选检查手段。糖链抗原 CA19～9 被认为是诊断胰腺癌的指标，诊断胰腺癌的敏感性、特异性和准确性均在 90% 左右。同时还可以判断疗效及预后，肿瘤切除后 CA19～9 降至正常值，如果肿瘤复发、转移或病情恶化可见 CA19～9 的再度升高，故 CA19～9 可以作为胰腺癌的有效标记物。

二、胰腺癌的预防保健

胰腺癌的早期发现、早期诊断一直是人们力求解决的问题。普及防癌知识，进行定期的例行查体，应用 B 超检查，结合检测糖链抗原 CA19-9，对早期发现胰腺癌有一定帮助。

◉ 专家提示

怎样对待"癌前病变"

癌前病变是指一些与其他病变相比容易癌变或有可能癌变的疾病。但癌前病变并不是癌，也不是癌症的早期。因为在任何癌前病变中都查不到癌细胞。所以，不能把癌前病变看成癌或癌症的信号。

绝大多数的癌前病变不会演变成癌，仅有少数的癌前病变有癌变的可能。各种癌前病变转化成癌的几率不同。有的癌前病变还可以治愈，例如被视为癌前病变的"肠腺化生"，常见于慢性胃炎、消化性溃疡病的患者，尤其是常见于老年患者。但只要治疗措施得当，"肠腺化生"是可以治愈的。

专家提出"癌前病变"的概念，是要唤起人们对癌症的高度警惕，并及早加以防范，去除生活中容易诱发癌症的心理因素和不良生活习惯。

三、预防胰腺癌的食物

胰腺癌患者的膳食要合理搭配，注意糖类、脂肪和蛋白质的比例，要以糖类为主，脂肪和蛋白质的量要适宜，要食用易消化吸收的蛋白质，如瘦肉、鸡蛋和鱼。要采用合理的烹调方法，以煮、炖、熬、蒸、氽等方法，不要用油煎、炸、爆炒等方法，防止因食物油脂过多而使胰腺过度分泌。

饮食不当可致癌，饮食得当可防癌抗癌。那么，抗胰腺癌的食物有哪些呢？

（一）动物性抗胰腺癌食物

1. 鱼油

英国爱斯顿大学的坦斯·塔尔教授研究发现，鱼油中含有的二十碳五烯酸具有抗癌作用。这种物质是一种多聚合不饱和脂肪酸。它主要存在于含油较多的鱼的鱼油中，如沙丁鱼油、青鱼油、大马哈鱼油等。

研究表明，肿瘤细胞在分解人体的脂肪组织及蛋白质等成分时，会产生对肿瘤有促进作用的某种肿瘤因子，而鱼油中的二十碳五烯酸可以阻止这种肿瘤因子的活动，从而起到阻止肿瘤生长的作用。

2. 鱼鳞

美国的免疫学家证实，鱼鳞在抗胰腺癌中能起到重要作用。若把鱼磷中的白细胞植入患癌症的老鼠体内，可使其肿瘤细胞消失。

3. 牛肉

美国威斯康星大学的微生物学家巴里扎指导的研究小组发现，牛肉中含有一种能抑制致癌物质诱变活动的成分。

（二）植物性抗胰腺癌食物

1. 大枣

近年来发现，大枣的热水提取物对体外培养的肿瘤细胞有抑制作用，其抑制率可达90%。但这种提取物对正常细胞也有轻微的抑制作用。这种抑制特点与该种提取物的使用剂量有关。

2. 番茄

番茄中的番茄红素具有抗癌作用。番茄红素是一种抗氧化剂。西红柿、西瓜、杏仁中均含有该物质，它能消除人体内诱发癌症的氧自由基。

3. 萝卜

萝卜中含有芥子油。芥子油是其辛辣味的来源。芥子油和萝卜中的酶能互相作用，具有促进胃肠蠕动、增进食欲、帮助消化的功效。近年来，研究发现萝卜能抗癌。其原因是：萝卜中含有多种酶，能消除人体内的致癌物质亚硝胺；萝卜中所含的木质素能提高巨噬细胞的活力，使巨噬细胞把癌变细胞吞噬掉。

4. 米糠

米糠中含有一种叫"RBS"的多糖类物质。它可能会成为防止癌细胞增殖的免疫药物。

5. 黄豆

愈来愈多的研究结果显示，黄豆具有防癌作用。在动物实验中已找到了黄豆中的5种抗癌化合物。

6. 其他

日本国立癌症预防研究所不久前对 26 万人的饮食习惯与癌症的关系进行了统计调查，结果证明蔬菜具有防癌作用。通过对 40 余种蔬菜抗癌成分的分析及抑癌实验，结果证实，有 20 种蔬菜对肿瘤细胞有显著的抑制效应。它们是:红薯、芦笋、卷心菜、菜花、西芹、茄子、甜椒、胡萝卜、黄花菜、荠菜、苤蓝、芥菜、雪里蕻、番茄、大蒜、大葱、黄瓜、大白菜等。

总之，合理膳食，注意营养搭配，少吃油炸食品、熏烤食品、腌制食品、发霉食品及含有添加剂的食品，再加上戒烟酒、经常运动，必然能预防癌症的发生或阻止癌症的发展。

四、治疗胰腺癌的食疗药膳

桑白皮煲兔肉	【原料】桑白皮 30g，兔肉 250g。食盐、味精少量。 【制法】桑白皮先用清水洗净，然后和兔肉（切成小块）一同加水煲熟，加食盐少量，调味即食。 【功效】补中益气，行水消肿。用于胰腺癌并有消渴、营养不良性水肿者。
桃树根炖猪瘦肉	【原料】猪瘦肉 300g，桃树根 120g，料酒 15g，高汤 750g，酱油 100g，白糖 10g，调料过量。 【制法】桃树根洗净切段，装入纱布袋。猪肉切块，放入锅内，中火烧至肉白时，放入调料、高汤、纱布药袋，再小火炖 1 小时炖至肉酥烂，去纱布袋，即可食用。 【功效】本品有破血行瘀，消除癥瘕之功效。用于胰腺癌伴腹部痛苦、包块肿大、消瘦者。

猪胰海带汤	【原料】猪胰1条（约100g），淡菜30g，海带20g，肿节风15g，姜汁3g，调料过量。 【制法】肿节风切段，装入纱布袋，加水煎煮药汁。猪胰洗净后入沸水内氽一下。淡菜去毛，海带温水泡发后洗净。锅热入花生油，猪胰片煸炒，下入姜汁、药汁、淡菜、海带、料酒、盐、酱油，烧沸，小火烧熟透，味精调味即可。 【功效】清热解毒，软坚散结。用于胰腺癌伴食欲不振、腹痛、发热、消瘦、腹内肿块者。
荠菜豆腐羹	【原料】佛甲草120g，荠菜180g，豆腐200g，净芦笋28g，黄豆芽汤750g，调料适量。 【制法】佛甲草切段，装入纱布袋，加水适量，煎煮药汁，留用。炒锅烧热，加入黄豆芽汁、药汁、豆腐丁、芦笋片和盐，烧沸，放入荠菜，烧沸，加味精、熟花生油，出锅即可。 【功效】清热和脾，消肿解毒。用于胰腺癌伴腹痛、食欲不振、腹部有肿块者。
参归乌鸡汤	【原料】当归身、枸杞各30g，人参10g，乌鸡1只（约500～700g），陈皮10g，葱、姜、酒、盐各适量。 【制法】乌鸡洗净，将4味中药、葱、姜、料酒和盐放入鸡腹腔内。放入砂锅内，加清水适量，小火煨炖熟透即可。 【功效】益气养血，补虚退热。用于胰腺癌，气血亏本证。
栀子仁枸杞粥	【原料】栀子仁5～10g，鲜藕6g，白茅根30g，枸杞40g，粳米130g。 【制法】将栀子仁、藕节、白茅根、枸杞装入纱布袋内扎紧，加水煮煎药汁。粳米下锅，下入药汁、清水，烧沸，小火煮烂成稀粥，

可加适量蜂蜜调味。

【功效】清热利湿，凉血止血，除烦止渴。用于胰腺癌伴胁肋部胀满腹痛、腹部有块、食欲差、面色少华、倦怠无力、低热、衄血、出血者。

山栀粥

【原料】山栀 30g，鸡骨草 30g，田基黄 30g，粳米 50g。

【制法】先煎前 3 味药，去渣取汁，入粳米煮成粥，任意食用。

茵陈附子粥

【原料】茵陈 20g，制附子 10g，生姜 15g，甘草 10g，红枣 5～10枚，粳米 100g，红糖适量。

【制法】制附子、茵陈、甘草先煎约 1.5 小时，去渣取汁，再入粳米、红枣、生姜（切片）共煮粥，粥成调入红糖，稍煮。每日服用 2 次。

枸杞木耳粥

【原料】枸杞 20g，黑木耳 10g，黑料豆 20g，佛手 20g，粳米100g，冰糖适量，蜂蜜少许。

【制法】先将木耳用水浸泡后与佛手一同切碎，粳米、料豆先煮成稀粥，粥熟半成时加枸杞，将熟时下木耳、佛手，充分搅匀后再煮片刻。每日 3 次口服。

扁豆莲肉粥

【原料】白扁豆 30g，莲肉 20g，薏米 40g，粳米 50g，红枣 10枚，陈皮 10g。

【制法】以上六味可同时下入砂锅内，加入适量水，煮成稀粥，任意服食。

包菜虾米粥

【原料】包菜 200g，虾米 10g，猪肉末 50g，糯米 100g。

【制法】糯米用水泡发，包菜切丝与糯米煮粥，至半熟时加猪肉末、虾米再煮至烂熟，即可服食。或在服前粥内加入适量调味品，如少许精盐、味精。

夏枯草甜瓜猪胰汤

【原料】夏枯草40g，甜瓜1个，蜜枣2个，猪胰1条，猪肉120g，细盐少许。

【制法】①夏枯草用清水浸透，洗干净，备用。②挑选半熟的新鲜甜瓜一个，去瓜瓤、瓜仁切厚块，用清水洗干净，备用。③蜜枣和猪肉分别用清水洗干净，备用。④拣选鲜猪胰，用清水洗干净，切去脂肪，备用。⑤瓦煲内加入适量清水，先用猛火煲至水滚，然后放入以上全部材料，候水再滚起，改用中火继续煲2小时左右，加入少许细盐调味，即可饮用。

【功效】此汤有清热利尿、养肝除烦、生津止渴之功。适用于胰腺癌伴饮食无胃口、形体消瘦、左胁疼痛、盗汗发热、身体虚弱、脾胃虚寒者。

【注意事项】身体虚弱、脾胃虚寒的人不宜多饮用。

白金土红糖汤

【原料】金钱草40g，土茵陈40g，白英40g，红糖适量。

【制法】①将红糖加适量清水，煮溶成糖浆，备用。②金钱草、土茵陈和白英分别用清水浸洗干净，同时放入瓦煲内，加入适量清水，先用猛火煲至水滚，然后改用中火继续煲2小时左右，取出汤水，加入红糖浆，拌匀，即可饮用。

【功效】此汤有清热利湿、解毒和胃之功，适用于胰腺癌伴胃呆厌食、消化不良、上腹部胀满、恶心呕吐、身体明显消瘦、皮肤面目俱黄、全身皮肤瘙痒、小便刺痛、尿液赤黄者。

山楂布渣叶煮蜜糖水

【原料】山楂肉40g，布渣叶40g，蜜糖适量。

【制法】①山楂肉、布渣叶分别用清水洗干净，放入瓦煲内，加入适量清水，先用猛火煲至水滚，然后改用中火煲1小时左右，去渣，备用。②将适量蜜糖注入杯内，冲入山楂肉、布渣叶煎液，搅拌使糖溶化，即可饮用。

【功效】此糖水有清热消滞、活血解毒、滋阴润燥之功。适用于饮食积滞、消化不良、胃脘满闷、肚腹饱胀、不思饮食者。

五、治疗胰腺癌的中药方剂

胰腺癌中药医治处方（一）

【组成】柴胡、枳壳、郁金、干蟾皮、鸡内金各10g，八月札、白术、猪苓、茯苓、生薏苡仁、菝葜、半枝莲、白花蛇舌草各30g，生山楂15g。

【加减】痛剧者，加徐长卿、延胡索、川楝子、白芍、甘草；黄疸者，加生大黄、茵陈、栀子、田基黄；腹泻者，加诃子肉、罂粟壳、肉豆蔻、白扁豆；腹水者，加大腹皮、半边莲、龙葵；厌恶呕吐者，加姜半夏、姜竹茹、赭石、枇杷叶。

【用法】每日1剂，水煎服。

【疗效】医治晚期胰腺癌。

胰腺癌中药医治处方（二）

【组成】方①：金银花、连翘、蒲公英、夏枯草、山豆根各10g，生大黄、象贝母、生牡蛎、玄参、天花粉、生鳖甲、山慈菇各5g；方②：肉桂、麻黄、白芥子、生半夏、生天南星、鹿角胶、白僵蚕、皂角刺各10g；方③：皂角刺、白芥子、黄药子、海藻、昆布、瓜蒌、土贝母、穿山甲、土鳖虫、桃仁泥、红花、乳香、没药、水红花子各10～15g；方④：生地黄、生龟甲、鳖甲、知母、二至丸、何首乌、当归、丹参、鸡血藤、白芍各10g。

【用法】属痰毒蕴结型者，用方①；属寒痰凝滞型者，用方②；属寒凝瘀阻型者，用方③；属阴亏血燥型者，用方④。每日1剂，用水煎分 2 ~ 3 次内服。

【**疗效**】辨证医治恶性肿瘤。

胰腺癌中药医治处方（三）

【**组成**】丹参、生薏苡仁各 30g，赤芍 15g，蒲公英，白花蛇舌草各 40g。

【**用法**】每日 1 剂，水煎 3 次后兼并药液，分早、中、晚内服。连续用药至表现不见。

【**疗效**】医治胰头癌。

13｜第十三章
吃出来的健康——拒绝大肠癌

　　大肠癌包括结肠癌和直肠癌，是常见的恶性肿瘤之一。发病男性多于女性，多发于 30 ~ 50 岁之间。大肠癌的发病原因主要和饮食习惯有关，如高蛋白质、高脂肪、低纤维素饮食者大肠癌发病率高。其次某些癌前病变如腺瘤、多发性家族性结直肠息肉病、血吸虫性结肠炎与溃疡性结肠炎等可发展成大肠癌。同时家族成员中有人患过大肠癌，直系亲属患大肠癌的风险较高。在我国直肠癌为多，约占大肠癌的 70% 左右，低位直肠癌多见，而且 80% 左右的直肠癌距肛门距离在 7 厘米以内，可以经肛诊发现。大肠癌的病理类型中，管状腺癌最常见，其次是黏液腺癌、乳头状腺癌，少见的类型有印戒细胞癌、未分化癌、鳞癌和类癌。

一、大肠癌危险信号

　　大肠癌最常见的症状是大便带血、大便形状及大便习惯改变，其次是腹部不适、腹痛或腹部触及肿块。不同部位症状有差异：右半结肠突出症状为腹块、腹痛、贫血，其中沿结肠部位的局限性、间歇性隐痛是结肠癌的第一个报警信号。部分可出现黏液便或黏液血便、便频、肠梗阻等症状；左半结肠突出症状为大便习性改变、黏液血便或血便、肠梗阻等；直肠癌突出的症状为便血、大便形态及排便习惯改变。便血约占 80% 左右，多为大便表面带血；大便形态改变指大便变细或成形大便一侧有沟；排便习惯改变表现为便秘（或大便干燥）、腹泻或二者交替出现，有时会有排便不尽的感觉。晚期可出现腹部肿块，无明显原因的体重下降、贫血、乏力等慢性消耗性症状。逐渐发展引起肠梗阻，出现腹痛、呕吐、腹胀、大便不通且肛门不排气症状。

二、大肠癌的预防保健

1. 保持合理的饮食结构

减少肉类和脂肪的摄入，限制饱和脂肪酸的摄入；多食用富含纤维素的食物（谷类纤维素、蔬菜和水果），饮食不宜过分精细，适当进食一些粗粮；不吃霉变的食物。

2. 保持良好的生活方式

控制体重和有规律的体力活动最有利于预防大肠癌的发生。注意戒烟、限酒。

3. 保持良好的排便习惯

防止便秘，因为粪便在肠腔内停留时间过长，大便内的毒素与肠黏膜接触时间延长，肠壁在毒素日久的刺激下发生癌变。

4. 积极治疗癌前病变

发现大肠腺瘤应该摘除，多发性家族性结肠、直肠息肉病，溃疡性结肠炎应予积极治疗。

5. 高危人群定期检查

如有大肠癌的高危因素存在，应定期去医院检查。

◎ 专家提示

怎样鉴别痔疮与直肠癌

受"十人九痔"传统理念的影响，不少人患了直肠癌后，常误认为大便带血是痔疮复发所致，仍按痔疮治疗，延误病情。内痔是血便最常见的原因，其特点为排便时或排便后滴出或喷出鲜血，呈鲜红色，血液与粪便不混合，出血量多少不等，一般为数毫升。但肠癌引起的出血可以是鲜血，也可以呈暗红色果酱状，甚至带有腥臭味，多伴有大便变形。肛诊是鉴别痔疮与直肠癌的最好方法。

三、预防大肠癌的食物

（一）富含淀粉的食物

英国剑桥大学一项最新研究表明，吃香蕉和煮熟的土豆等富含淀粉的食物，可减少患肠癌的危险。研究发现，中国人淀粉的消耗量是世界上最高的，比英国多一倍以上，而中国的结肠癌发病率比英国少一半。

那么，淀粉类的食物又是如何起到预防肠癌的作用呢？淀粉进入结肠后，结肠里的细菌将它分解。在分解过程中，淀粉使可能引起肠癌的废物加快从消化道排出体外。含淀粉丰富的食物往往含钾丰富，对维持肠道神经肌肉的兴奋起至关重要的作用，有利于大便的畅通，能起到防治结肠癌的作用。其次一些含淀粉丰富的食物通过发酵后，如醋、豆豉、酵母馒头等，免疫活性物质如 B 族维生素等含量增加，有利于维护肠道菌群平衡，清除致癌物。而且淀粉在肠内经发酵酶作用，会产生大量的丁酸盐。实验已经证明，丁酸盐是有效的癌细胞生长抑制剂，它能够直接抑制大肠细菌繁殖，防止大肠内壁可能致癌的细胞产生。

所以在日常饮食中，人们应该注意多摄入含淀粉丰富的食物，一日三餐每顿饭中都应该保证有淀粉类的食物。一般来说，每天摄入淀粉类食物的总量应占每日总能量的 50%～60%。淀粉类的食物除了我们常吃的富含糖类的主食，如大米、玉米、小麦等，以及根茎类食物，如土豆、山药、地瓜之外，还应该多补充豆类和含淀粉比较多的水果，如香蕉、火龙果等。建议大家可以经常食用比较健康的淀粉类食物，主要有以下几种：蒸白薯、蒸山药、蒸南瓜、全麦面包、燕麦片、煮玉米、大枣粥、豆豉等。当然，也有一些淀粉类食物吃多了反而不利于身体健康，应尽量少吃，比如炸薯条、炸薯片、含人造黄油的点心、各种精致的谷类小吃等。

（二）富含膳食纤维和维生素的食物

近年来，大肠癌的发病率与死亡率均呈上升趋势。有关统计资料表明，增加膳食纤维的摄入，能显著降低大肠癌的发病率。

非洲人之所以很少患大肠癌，主要是因为他们食用的食物中含有大量的植物纤维；而以肉食为主的美国，因食物中植物纤维较少，10万人中就有42人患大肠癌，发病率高出非洲6倍以上。我国大肠癌流行调查显示，凡吃粗粮多的地区，大肠癌发病率低，反之发病率高。这是因为吃以高脂肪、高蛋白为主的饮食时，食物残渣往往需要在肠道中停留3天或3天以上才能被排出体外；进食以植物纤维为主的食物，粪便排出只需要1天的时间，缩短了粪便在肠道内的停留时间，使致癌物质与肠壁的接触机会减少，从而降低了发生大肠癌的危险性。

维生素、钙及微量元素硒等在预防恶性肿瘤方面都有潜在的作用。只要常吃些新鲜蔬菜、水果、核桃、花生、奶制品、蛋类、瘦肉、海产品、麦芽、鱼类、蘑菇、葱、蒜等，就能防止维生素及矿物质缺乏。

（三）不宜多吃的食物

英国一项最新研究显示，部分人群不宜过多摄入铁元素，因为这会增加他们患肠癌的风险。英国伯明翰大学的研究人员在新一期《细胞报告》杂志上发表论文说，动物实验显示，在同样摄入较多铁元素的情况下，APC 基因有缺陷的实验鼠与没有缺陷的实验鼠相比，出现肠癌的风险是后者的两三倍。而 APC 基因有缺陷的实验鼠如果要避免肠癌，则需要使其饮食中的铁元素含量非常少。

据介绍，人类肠癌患者中也有类似情况，约十分之八的肠癌患者都属于 APC 基因有缺陷的人群。因此，APC 基因有缺陷的人群不适宜过多摄入铁元素。

铁元素在猪肉、牛肉等"红肉"中含量较高，并且过去也有医学研究显示常吃红肉的人群患肠癌风险较高。英国卫生部曾为此专门发布饮食建议，希望那些每天食用超过 90 克红肉的人，应该将摄入量降到英国的平均水平70 克。这一水平在英国的食谱中，相当于两个标准大小的牛肉汉堡，以及一块羊排或三片火腿肉。

四、大肠癌的辅助治疗食谱

西洋参无花果炖兔肉

【用料】兔肉 100g，西洋参 10g，无花果 30g。

【制作】将兔肉洗净，切块。将西洋参洗净，切薄片，无花果洗净，把全部用料一起放入炖盅内，加水适量，炖盅加盖，文火隔开水炖 2 小时，调味即可。随意饮汤食肉。

【功效】益气养阴，清肠解毒。适用于大肠癌属脾阴不足、热毒蕴结者，症见形体消瘦、神疲体倦、乏力、纳差。

青木香橘皮粉

【用料】青木香 100g，鲜橘皮 100g。

【制作】将青木香、鲜橘皮分别洗净，晒干或烘干。青木香切成极薄片并剁碎，鲜橘皮切碎，共研成细末，装瓶，防潮，备用。每日 3 次，每次 15g，温开水送服。

【功效】行气止痛，抗癌解毒。本方适用于大肠癌患者腹部胀痛。

**乌药
蜜饮**

【用料】乌药 15g，元胡 15g，半枝莲 20g，蜂蜜 30g。

【制作】先将乌药、元胡、半枝莲分别洗净，晾干或晒干，乌药、元胡切成薄片，半枝莲切成碎小段，同放入砂锅，加水浸泡片刻，煎煮 20 分钟，用洁净纱布过滤，去渣，收取滤汁放入容器，调入蜂蜜，拌和均匀即成。早晚 2 次分服。

【功效】行气活血，散寒止痛。本方适用于大肠癌寒凝气滞引起的腹部疼痛。

第十四章
一粥一饭总关情——拒绝肾癌

肾癌是成人最常见的肾脏肿瘤，也称肾细胞癌。由肾小管上皮细胞发生，逐渐长大侵入肾盂时出现血尿，如穿透肾包膜可侵入肾周脂肪甚至邻近器官。大多发生在 50 ～ 70 岁，男性多于女性。肾癌有家族发病倾向。肾脏肿瘤的病因至今尚不清楚。有报道称芳香族碳氢化合物、芳香胺可引起肾癌。某些遗传性疾病如结节性硬化症、多发性神经纤维瘤等可合并肾细胞癌。专家认为吸烟习惯加上其他危险因素如酗酒、职业接触等，可进一步增加发生肾癌的危险性。

一、肾癌危险信号

由于肾脏位置隐匿，肾脏肿瘤在早期大多无明显症状。血尿、腹部肿块和腰部疼痛为肾癌的三大主要症状，有些患者症状很不典型。肾与外界主要的联系是尿，因此血尿是肾癌最常见的病状，肿瘤发展时主要症状为间歇性、无痛性、肉眼全程血尿，无痛性表示肿瘤在早期，除了血尿外，并无任何不适或疼痛。肿瘤出血时或侵犯肾盂时，出现血尿，出血停止时，血尿又随之消失。肾脏肿瘤的这种早期症状具有很大的欺骗性，容易被患者忽视。肿瘤位于肾下极或体积较大时，上腹可触及坚硬的、凹凸不平的肿物。疼痛为晚期症状，常为腰部钝痛或隐痛，并可同时出现发热、消瘦、贫血、衰弱、恶液质及肿瘤转移的相应症状。少数患者肾外症状可早于肾癌本身的症状，如出现发热、贫血、肝功能障碍、红细胞增多症、高血压、高血钙等肾外表现，一些患者首先表现为全身中毒症状,有10% ～ 20%的患者有不同程度的发热。

二、肾癌的预防保健

（1）积极开展防癌宣传，普及防癌知识。

（2）预防肾癌需要从日常生活开始，戒烟、不酗酒、避免放射线侵害，慎用激素。

（3）加强对铅化合物接触的防护，减少化学性致癌物质的接触，是预防本病不可忽视的措施。

（4）避免使用肾毒性药物，如非甾体类抗炎药、某些抗生素等。

（5）定期查体，做到对肾肿瘤的早期诊断、早期治疗，这是决定肾癌治疗效果及预后的关键。

三、预防肾癌维持人体元气的食（药）材

1. 粟米

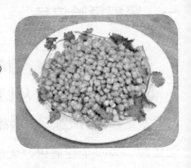

又称谷子、稞子，能补益肾气。《名医别录》及《滇南本草》中都说到"粟米养肾气。"明·李时珍还说："粟，肾之谷也，肾病宜食之，煮粥食益丹田，补虚损。"

2. 豇豆

又称饭豆、长豆。性平，味甘，能补肾健脾，除脾虚者宜食外，肾虚之人也宜食用，对肾虚消渴、遗精、白浊，或小便频数，妇女白带，食之最宜。《本草纲目》曾这样记载："豇豆理中益气，补肾健胃，生精髓。"《四川中药志》也说它能"滋阴补肾，健脾胃，治白带、白浊和肾虚遗精。"

3. 牛骨髓

有润肺、补肾、益髓的作用。《本草纲目》说它能"润肺补肾，泽肌，悦面"。对肾虚羸瘦、精血亏损者，尤为适宜。

4. 羊骨

性温，味甘，能补肾强筋骨。《饮膳正要》认为："羊尾骨益肾明目，补下焦虚冷。"《本草纲目》中记载："羊脊骨补骨虚，通督脉，治腰痛下痢；羊胫骨主脾弱，肾虚不能摄精，白浊。"唐代《食医心镜》还介绍："治肾脏虚冷，腰脊转动不得：羊脊骨一具，捶碎煮烂，空腹食之。"肾虚劳损，腰膝无力怕冷，筋骨挛痛者，最宜食之。

5. 猪肾

性平，味咸。唐·孟诜认为猪肾"主人肾虚"。《日华子本草》说它"补水脏，治耳聋"。水脏者实指肾脏而言。故凡因肾虚所致的腰酸腰痛、遗精、盗汗及老人肾虚耳聋耳鸣，宜常食之。

6. 淡菜

有补肝肾、益精血的功效。《随息居饮食谱》中说它"补肾，益血填精"。《本草汇言》亦云："淡菜，补虚养肾之药也，此物本属介类，气味甘美而淡，性本清凉，善治肾虚有热。"所以，凡肾虚羸瘦、劳热骨蒸、眩晕盗汗、腰痛阳痿之人，食之最宜。

7. 干贝

又称江瑶柱。性平，味甘咸，能补肾滋阴，故肾阴虚者宜常食之。清代食医王孟英认为："干贝补肾，与淡菜同。"《本草求真》中也说它能"滋真阴"，实则指滋补肾阴之义。

8. 鲈鱼

又称花鲈、鲈子鱼。性平，味甘，既能补脾胃，又可补肝肾，益筋骨。《本草经疏》曾有记载："鲈鱼，味甘淡气平与脾胃相宜。肾主骨，肝主筋，滋味属阴，总归于脏，益二脏之阴气，故能益筋骨。"《嘉祐本草》认为："鲈鱼，多食宜人，作鲊尤良。"凡肝肾阴虚，或脾虚胃弱者皆宜。

9. 桑葚

俗称桑果。性寒，味甘，有补肝、益肾、滋阴的作用。如《滇南本草》云："桑葚益肾脏而固精，久服黑发明目。"清·王孟英还说："桑葚滋肝肾，充血液，健步履。"故肾虚之人，尤其是肾阴不足者，食之最宜。

10. 芡实

性平，味甘涩，有益肾固涩、补脾止泻的双重功效。《本草经百种录》称之为"脾肾之药也"。《本草从新》亦说它能"补脾固精"。《本草新编》中还说："芡实不特益精，且能涩精补肾，与山药并用，各为末，日日米饭调服。"凡肾虚之人遗精、早泄、带下、小便不禁或频多者，宜常食之。

11. 栗子

性温，味甘，除有补脾健胃作用外，更有补肾壮腰之功，肾虚腰痛者，最宜食用。如唐·孙思邈曾说："生食之，甚治腰脚不遂。"明·李时珍亦曾记载："治肾虚腰脚无力，以袋盛生栗悬干，每旦吃十余颗，次吃猪肾粥助之，久必强健。"

12. 胡桃

性温，味甘，既能补肺止喘，又能补肾固精，还能润肠通便。适宜肾虚喘嗽、遗精阳痿、腰痛脚弱、小便频数、大便燥结之人服食。正如《医学衷中参西录》所说："胡桃，为滋补肝肾，强健筋骨之要药，故善治腰疼腿疼，一切筋骨疼痛。为其能补肾，故能固齿牙，乌须发，治虚劳喘嗽，气不归元，下焦虚寒，小便频数，女子崩带等症。"

13. 山药

性平，味甘，为中医"上品"之药，除了具有补肺、健脾作用外，还能益肾填精。如明·李时珍指出：山药"益肾气，健脾胃"。《本草正义》亦载："山药，能健脾补虚，滋精固肾，治诸虚百损，疗五劳七伤。"《本草经读》还说：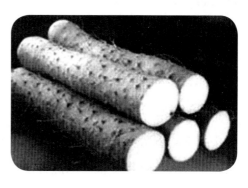
"山药，能补肾填精，精足则阴强、目明、耳聪。凡上品之药，法宜久服，多则终身，少则数年，与五谷之养人相佐，以臻寿考。"所以，凡肾虚之人，宜常食之。

14. 豇豆

性平，味甘，具有补肾和健脾的双重作用。如《本草纲目》记载："豇豆补肾健胃，生精髓。昔卢廉夫教人补肾气，每日空心煮豇豆，入少盐食之。"现代《四川中药志》也介绍："豇豆滋阴补肾，健脾胃。治白带、白浊及肾虚遗精。"对肾虚小便频数者亦宜。

15. 枸杞子

性平，味甘，具有补肾养肝、益精明目、壮筋骨、除腰痛、久服能益寿延年等功用。尤其是中老年肾虚之人，食之最宜。如《本草通玄》记载："枸杞子，补肾益精，水旺则骨强，而消渴、目昏、腰疼膝痛无不愈矣。"《本草经疏》中也说："枸杞子，为肝肾真阴不足，劳乏内热补益之要药。老人阴虚者十之七八，故服食家为益精明目之上品。"

蜂蜜、枸杞和五味子的补肾作用甚佳。枸杞可以直接泡水喝，五味子性温、味酸，可将 3～5 克五味子文火炒至微焦后，与适量绿茶用沸水冲泡 5 分钟，待温后加洋槐花蜂蜜制成蜂蜜五味子茶，常饮可振奋精神、补肾益肝，对肾脏疾病有很好的治疗功效。

16. 冬虫夏草

性温，味甘，有补肾和补肺的作用，是一种平补阴阳的名贵药材。如《本草从新》说它"保肺益肾"。《药性考》亦云："虫草秘精益气，专补命门。"《柑园小识》还说："以酒浸数枚啖之，治腰膝间痛楚，有益肾之功。"冬虫夏草虽然是一种不良反应很少的滋补强壮药，但直接用于方剂者不多。凡肾虚者最宜用虫草配合肉类如猪瘦肉、鸡肉或鸭肉，甚至新鲜胎盘等共炖，成为补益食品，更为有益。

17. 杜仲

性温，味甘微辛，能补肝肾、强筋骨，对肾虚所致的腰脊酸疼、足膝软弱无力、小儿肾虚两下肢麻痹，以及妇女肾亏引起的习惯性流产者，最为适宜。正如明代医家缪希雍解释说："杜仲主腰脊痛，益精气，坚筋骨，脚中酸痛。盖腰为肾之府，动摇不能，肾将惫矣。杜仲补其不足，益肾故也。"

18. 何首乌

有补肝肾、益精血的作用，历代医家均用之于肾虚之人。明·李时珍说过："何首乌，能养血益肝，固精益肾，健筋骨，乌髭发，为滋补良药，功在地黄、天门冬诸药之上。"清代名医黄宫绣亦云："何首乌，诸书皆言滋水补肾，黑发轻身，备极赞赏。"凡是肾虚之人头发早白，或腰膝软弱、筋骨酸痛，或男子遗精、女子带下者，食之皆宜。

19. 海参

性温，味咸，质地虽阴柔，但能补肾之阳气，为肾阴肾阳双补之品。

如《本草从新》中说："海参补肾益精，壮阳疗痿。"《随息居饮食谱》也说它"滋阴，健阳"。故凡肾虚之人，皆宜食之。

20. 海马

性温，味甘，能补肾壮阳，故凡肾阳不足之人，皆宜食之，包括肾阳虚所致的阳痿、不育、多尿、夜遗、虚喘等，食之颇宜。可将海马研细，每次 1 ~ 2克，黄酒送服，1 日 2 ~ 3次。

21. 虾子

性温，味甘咸，入肾经，有补肾壮阳的作用。凡因肾气虚弱、肾阳不足所致的腰脚软弱无力，或阳痿，或男子不育症患者，宜多食虾。《食物中药与便方》还曾介绍："肾虚，阳痿，腰脚痿弱无力：小茴香 30 克，炒研末，生虾肉 90 ~ 120 克，捣和为丸，黄酒送服，每服 3 ~ 6 克，1 日 2 次。"

22. 黑色食物

中医学把不同颜色的食物或药物归属于人体的五脏：红色入心，青色入肝、黄色入脾，白色入肺，黑色入肾。所以，生活中我们根据颜色选择饮食，是种简单易行的方法。而黑色食物对肾的滋养和呵护，更是受到了专家的肯定。专家解释，黑色食物一般含有丰富的微量元素和维生素。现举例如下。

（1）黑米：也被称为"黑珍珠"，含有丰富的蛋白质、氨基酸，以及铁、钙、锰、锌等微量元素，有开胃益中、滑涩补精、健脾暖肝、舒筋活血等功效。

黑米是稻米中的珍贵品种，属于糯米类。主要营养成分（糙米），按占干物质计，含粗蛋白质 8.5% ~ 12.5%，粗脂肪 2.7% ~ 3.8%，糖类 75% ~ 84%，粗灰分 1.7% ~ 2%。黑米所含锰、锌、铜等无机盐大都比大米高 1 ~ 3 倍，更含有大米所缺乏的维生素 C、叶绿素、花青素、胡萝卜素及强心苷等特殊成分。用黑米熬制的米粥清香油亮，软糯适口，营养丰富，具有很好的滋补作用，因此被称为"补血米"、"长寿米"等，我国民间有"逢黑必补"之说。

中医认为黑米有显著的药用价值，古医书记载：黑米"滋阴补肾，健身暖胃，明目活血"，"清肝润肠"，"滑湿益精，补肺缓筋"；可入药入膳，对头昏目眩、贫血白发、腰膝酸软、夜盲耳鸣症疗效尤佳。长期食用可延年益寿。因此，人们称之为"药米"、"长寿米"。由于它最适于孕妇、产妇等补血之用，又称"月米"、"补血米"等。历代帝王也把它作为宫廷养生珍品，称为"贡米"。

现代医学证实，黑米具有滋阴补肾、健脾暖肝、补益脾胃、益气活血、养肝明目等疗效。经常食用黑米，有利于防治头昏、目眩、贫血、白发、眼疾、腰膝酸软、肺燥咳嗽、大便秘结、小便不利、肾虚水肿、食欲不振、脾胃虚弱等症。由于黑米所含营养成分多聚集在黑色皮层，故不宜精加工，以食用糙米或标准三等米为宜。

（2）黑豆：豆被古人誉为肾之谷，黑豆味甘性平，不仅形状像肾，还有补肾强身、活血利水、解毒、润肤的功效，特别适合肾虚患者；此外，有"营养仓库"之称的黑豆性温味甘，有补中益气、补肾养胃补血的功能。

研究显示，黑豆中蛋白质含量高达 36% ~ 40%，相当于肉类的 2 倍、鸡蛋的 3 倍、牛奶的 12 倍；黑豆含有 18 种氨基酸，特别是人体必需的 8 种氨基酸；黑豆还含有 19 种油酸，其不饱和脂肪酸含量达 80%，吸收率高达 95% 以上，除能满足人体对脂肪的需要外，还有降低血中胆固醇的作用。黑豆基本不含胆固醇，只含植物固醇，而植物固醇不被人体吸收利用，又有抑制人体吸收胆固醇、降低胆固醇在血液中含量的作用。因此，常食黑豆，能软化血管，滋润皮肤，延缓衰老，特别是对高血压、心脏病等患者有益。

黑豆性平、味甘，归脾、肾经，具有消肿下气、润肺去燥热、活血利水、祛风除痹、补血安神、明目健脾、补肾益阴、解毒的作用；用于水肿胀满、风毒脚气、黄疸浮肿、风痹痉挛、产后风疼、口噤、痈肿疮毒，具有解药毒，制风热而止盗汗，乌发黑发及延年益寿的功能。

（3）黑芝麻：黑芝麻性平味甘，有补肝肾、润五脏的作用，对因肝肾精血不足引起的眩晕、白发、脱发、腰膝酸软、肠燥便秘等有较好的食疗保健作用。

黑芝麻含有的多种人体必需氨基酸在维生素 E、维生素 B_1 的作用参与下，能加速人体的代谢功能；黑芝麻含有的铁和维生素 E 是预防贫血、活化脑细胞、消除血管胆固醇的重要成分；黑芝麻含有的脂肪大多为不饱和脂肪酸，有延年益寿的作用；中医理论认为，黑芝麻具有补肝肾、润五脏、益气力、长肌肉、填脑髓的作用，可用于治疗肝肾精血不足所致的眩晕、须发早白、脱发、腰膝酸软、四肢乏力、步履艰难、五脏虚损、皮燥发枯、肠燥便秘等病症，在乌发养颜方面的功效，更是有口皆碑。

（4）黑枣：泡制而成的黑枣是大枣干品，其补益作用大于鲜品，相比红枣，它的养血补中作用更强。

黑枣含有丰富的维生素，有极强的增强体内免疫力的作用，并对贲门癌、肺癌、吐血有明显的疗效。黑枣性味甘温，能滋补肝肾，润燥生津。黑枣最大的营养价值在于它含有丰富的膳食纤维与果胶，可以帮助消化和软便。黑枣营养丰富，含有蛋白质、脂肪、糖类、多种维生素等，以含维生素 C 和钙质、铁质最多，有很高的药用价值。多用于补血和作为调理药物，对贫血、血小板减少、肝炎、乏力、失眠有一定疗效。

吃的时候别一次吃得太多了，适可而止就不会有不良反应。另外，黑枣和红枣一起吃是保护肝脏的佳品。所以专家建议，黑枣对身体好处很多，适当吃些有利健康。

（5）此外，还有黑木耳、李子、乌鸡、乌梅、紫菜、板栗、海参、香菇、海带、黑葡萄等，也都是营养十分丰富的食物。肾不好的人，可以每周吃一次葱烧海参，将黑木耳和香菇配合在一起炒，或炖肉时放点板栗，都是补肾的好方法。

附 录

附表1 一般食物中钾与钠的含量

序号	中文名称	钾 （毫克/千克）	钠 （毫克/千克）	钾/钠比例
水果				
1	苹果	1012	9	115
2	苹果酱	780	20	39
3	杏子	2641	9	300
4	杏子干	9791	260	38
5	罐装杏子	3620	11	328
6	香蕉	2515	7	380
7	黑莓	1616	9	183
8	越橘	745	9	185
9	樱桃	1720	18	98
10	椰子	2560	229	11
11	椰子干	5880	–	–
12	曼越橘	787	20	40
13	罐装曼越橘	300	11	27
14	黑醋栗	3646	29	127
15	枣	6479	11	588
16	无花果	1940	20	98
17	罐装无花果汁	1550	20	78
18	无花果干	6400	340	189
19	综合水果罐头	1680	51	33
20	醋栗	1550	11	141
21	罐装醋栗汁	1049	11	95
22	柚子	661	4	150
23	葡萄	996	20	50

（续表）

序号	中文名称	钾 （毫克/千克）	钠 （毫克/千克）	钾/钠比例
24	番石榴	2804	40	71
25	柠檬	924	13	70
26	芒果	1265	46	27
27	哈密瓜	1254	60	21
28	橘子	1459	7	221
29	木瓜	1567	20	79
30	桃子	1757	9	199
31	罐装桃子汁	1369	20	69
32	梨子	1184	18	67
33	罐装梨子汁	990	11	90
34	凤梨	758	4	172
35	罐装凤梨汁	990	11	90
36	李子	2720	18	154
37	红李子	1598	9	181
38	石榴	1451	18	82
39	李子干	6107	71	87
40	葡萄干	7630	269	28
41	覆盆子	1931	9	219
42	冰冻覆盆子	1001	11	91
43	草莓	1574	9	179
44	冰冻草莓	1041	11	94
45	橘子	933	15	60
46	西瓜	461	4	105
坚果及种子				
1	杏仁	7729	40	195
2	加盐杏仁	7729	1980	4
3	苏木	7150	11	649
4	腰果	4641	150	31
5	榛子	7039	20	355

（续表）

序号	中文名称	钾（毫克/千克）	钠（毫克/千克）	钾/钠比例
6	花生	6739	51	133
7	咸花生	6739	51	133
8	花生酱	6700	6069	1.1
9	大胡桃	6030	0	>500
10	阿月浑子果	4859	0	–
11	芝麻	7251	600	12
12	葵花子	9200	300	31
13	核桃	4601	31	149
	谷类、面包			
1	大麦	1601	31	52
2	饼干	639	6601	<0.1
3	法国式面包	899	5800	0.2
4	葡萄干面包	2330	36510	0.6
5	黑麦面包	1451	5571	0.3
6	裸麦面包/黑面包	4539	5690	0.8
7	白面包	851	5071	0.2
8	全麦面包	2729	5269	0.5
9	荞麦	4480	–	–
10	碾碎的干小麦	2619	–	–
11	玉米粉	2480	11	225.0
12	玉米片	10051	1199	8.4
13	通心面	1971	20	99.0
14	松饼	1250	4409	0.3
15	麦麸松饼	4310	4480	1.0
16	玉米松饼	1349	4810	0.3
17	面	1360	51	27.0
18	麦片	3521	20	177.0

（续表）

序号	中文名称	钾 （毫克/千克）	钠 （毫克/千克）	钾/钠比例
19	糙米	2141	90	24.0
20	白米	963	51	J8.0
21	白米花	1001	20	50.0
22	甜面包	1120	3660	0.3
23	硬甜面包	970	6250	0.2
24	全麸甜面包	2921	5639	0.5
25	燕麦	4669	11	423.0
26	小麦 （冬季）	Wheat, red hard	3699	31
27	小麦 （春季）	3761	31	122.0
28	通用面粉	950	20	48.0
29	麦麸	11210	90	124.0
30	小麦芽	8269	31	268.0
蔬菜				
1	菜蓟	1720	172	10.0
2	芦笋	1556	11	141.0
3	罐装芦笋	1660	2359	0.7
4	冰冻芦笋	2390	20	120.0
5	酷梨	4530	31	147.0
6	甜菜根	2346	419	5.6
7	罐装甜菜根	1671	2359	0.7
8	绿叶菜	3192	728	4.4
9	绿花菜	2981	117	26.0
10	冰冻绿花菜	2410	170	14.0
11	结球甘蓝	3587	128	28.0
12	包心菜	4301	181	12.0
13	包心菜	2412	234	10.0
14	皱叶甘蓝	2421	198	12.0

序号	中文名称	钾 （毫克/千克）	钠 （毫克/千克）	钾/钠比例
15	大白菜	2454	223	11.0
16	青江菜	2908	247	12.0
17	胡萝卜	2798	386	7.3
18	花菜	2950	130	23.0
19	芹菜	2557	946	2.7
20	瑞士甜菜	4980	1351	3.7
21	板栗	4539	60	76.0
22	板栗干	8750	119	74.0
23	菊巨	1620	62	26.0
24	青菜	3444	－	－
25	羽衣甘蓝叶	4010	430	9.3
26	玉米	1541	Trace	>140
27	罐装玉米	970	2359	0.4
28	冰冻玉米	2019	11	183.0
29	黄瓜	1519	57	27.0
30	蒲公英	3970	761	5.2
31	大蒜	247	168	28.0
32	姜	2456	55	45.0
33	辣根	4116	57	72.0
34	辣根制成的调味品	2899	959	3.0
35	芥蓝	2418	481	5.0
36	大葱苗	1806	26	68.0
37	生菜头	1953	66	30.0
38	卷心莴苣	1662	86	19.0
39	草菇	4017	146	28.0
40	芥菜	2639	225	12.0
41	秋葵	2141	26	81.0
42	冰冻秋葵	2189	20	11.0

（续表）

序号	中文名称	钾 （毫克/千克）	钠 （毫克/千克）	钾/钠比例
43	绿橄榄	291	12721	<0.1
44	成熟橄榄	152	3657	<0.1
45	希腊橄榄	–	26305	–
46	洋葱	1429	90	16.0
47	脱水洋葱	13829	880	16.0
48	阿拉斯加豌豆	3159	20	159.0
49	罐装豌豆	959	2359	0.4
50	冰冻豌豆	1499	1290	1.2
51	青椒	1746	106	17.0
52	洋芋	3296	24	136.0
53	洋芋片	11301	<9921	>1.1
54	南瓜	2381	7	360.0
55	萝卜	2897	161	18.0
56	海菜	80600	20851	3.9
57	海草	52730	30071	1.8
58	菠菜	4700	710	6.6
59	冰冻菠菜	3541	571	6.0
60	马铃薯 （夏天）	1960	9	222.0
61	马铃薯 （冬天）	2621	7	396.0
62	灰胡桃	3408	7	515.0
63	番薯	1969	82	24.0
64	芋头	4317	60	72.5
65	番茄	2440	31	79.0
66	罐装番茄	2169	1301	24.0
67	番茄酱	8902	379	23.0
68	冰冻混合蔬菜	2079	591	4.0

（续表）

序号	中文名称	钾 （毫克/千克）	钠 （毫克/千克）	钾/钠比例
69	荸荠	3849	154	25.0
70	水田芥	2595	478	5.0
71	山药	5161	–	–
72	酵母	19980	520	38.0
73	啤酒酵母	18940	1210	16.0
豆类				
1	蚕豆	1601	13	121
2	鹰嘴豆	7970	260	31
3	牛豆	54132	20	273
4	小扁豆， 兵豆	7899	300	26
5	利马豆	6499	20	32
6	罐装利马豆	2220	2359	0.9
7	冰冻利马豆	4381	1470	3.0
8	成熟利马豆	15291	40	385
9	绿豆	10280	60	173
10	绿豆芽	2231	51	44
11	豌豆	10051	351	29
12	剥荚干豌 豆瓣	8951	399	22
13	菜豆	9839	4	99
14	红豆	9839	117	99
15	罐装红豆	2641	31	86
16	四季豆	2138	62	35
17	罐装四季豆	950	2359	0.4
18	冰冻四季豆	1671	11	152
19	黄豆	16770	51	331
20	豆腐	421	71	6
21	黄豆粉	9149	11	830

（续表）

序号	中文名称	钾 （毫克/千克）	钠 （毫克/千克）	钾/钠比例
22	白豆	11960	190	63
肉 类				
1	腌熏猪肉	1301	6799	0.2
2	加拿大式腌熏 猪肉	3920	7888	0.5
3	牛肉	3549	650	5.5
4	（动物）脑	2189	1250	1.8
5	鸡胗	2401	650	3.7
6	牛心	1929	860	2.2
7	羊肉	2954	750	3.9
8	牛肝	2811	1360	2.1
9	猪肝	2610	730	36
10	猪肉	2855	705	4.0
11	火腿	3399	11001	0.3
12	香肠	2299	13001	0.2
13	法兰克福 香肠	2200	9899	0.2
14	腊猪肉	2220	12339	0.2
15	猪肉香肠	1400	7401	0.2
16	火鸡派	1140	3691	0.3
17	小牛肉	3197	904	3.5
海（河）鲜				
1	鲈鱼	2560	679	3.8
2	鲤鱼	2859	500	5.7
3	鲶鱼	3300	600	5.5
4	鱼子酱	1799	22000	<0.1
5	蚌	2350	359	6.5
6	蚌干	3111	2050	1.5
7	鳌鱼	3821	701	5.4

序号	中文名称	钾 （毫克/千克）	钠 （毫克/千克）	钾/钠比例
8	罐装蟹	10000	1100	9.1
9	鳕鱼	3040	611	5.0
10	青鱼	4200	741	5.7
11	龙虾	1799	2101	0.9
12	贻贝	3150	2890	1.1
13	牡蛎，蚝	1210	730	1.7
14	扇贝	3959	2551	1.6
15	虾	1519	966	1.6
16	虾仁	2200	1400	1.6
牛奶制品、蛋类				
1	奶油	229	9870	<0.1
2	酪乳， 白脱奶	1400	1301	1.1
3	乳酪	1290	461	2.8
4	卡盟伯尔 干酪	1109	—	—
5	切达干酪	820	7000	0.1
6	农家鲜干酪	851	2291	0.4
7	意大利干酪	1490	7339	0.1
8	瑞士起司	1041	7101	0.1
9	美国起司	800	11360	0.1
10	蛋	1149	1087	1.1
11	冰淇淋	1810	631	2.9
12	牛奶	1442	500	2.9
13	羊奶	1799	340	5.3
14	人奶	509	161	3.2
15	酸奶	1431	509	2.8
糕饼甜食				
1	蛋糕	789	3000	0.3

（续表）

序号	中文名称	钾（毫克/千克）	钠（毫克/千克）	钾/钠比例
2	水果蛋糕，深色	4960	1581	3.1
3	水果蛋糕，浅色	2330	1929	1.2
糖				
1	白脱糖	20	659	<0.1
2	牛奶糖	1920	2260	0.8
3	巧克力糖	2690	331	8.1
4	巧克力牛奶糖	1470	1900	0.8
5	软糖	11	119	<0.1
6	红糖	3439	300	11.0
7	白糖	31	11	2.8
咸饼干				
1	椒盐饼干	1199	11001	0.1
2	苏打饼干	1221	11001	0.1
3	全麦饼干	3840	6700	0.6
4	葡萄干饼干	2720	520	5.2
5	脆饼干	659	600	1.1
6	巧克力饼干	1340	4010	0.3
7	多福饼	899	5011	0.2
8	发面饼	800	2339	0.3
派				
1	苹果派	800	3009	0.3
2	香蕉派	2030	1940	1.0
3	越橘派	650	2681	0.6
4	蛋塔派	1369	2870	0.5
5	桃子派	1490	26810	0.6
6	胡桃派	1230	2209	0.6

（续表）

序号	中文名称	钾 （毫克/千克）	钠 （毫克/千克）	钾/钠比例
7	南瓜派	1601	2141	0.7
8	葡萄干派	1920	2851	0.7
9	大黄派	1590	2701	0.6

附表2 荤素食品营养成分比较表（每100克）

种类	成份 菜名	蛋白质 （克）	胆固醇 （克）	热量 （千焦耳）	钙 （毫克）	铁 （毫克）	维生素B$_1$ （毫克）	维生素B$_2$ （毫克）
荤	鲫鱼	13.0	93	259	54	2.5	0.06	0.07
素	千张(百叶)	35.8	－	1285	169	7.0	0.03	0.04
荤	河虾	17.5	805	318	221	0.1	－	－
素	紫菜	28.2	－	1293	343	33.2	0.44	2.07
荤	螃蟹	14.0	235	343	141	0.8	0.01	0.51
素	豆腐干	19.2	－	686	117	4.6	0.05	0.05
荤	鳜鱼	18.5	96	443	79	0.7	0.01	0.10
素	豌豆	24.0	－	4402	84	5.7	1.02	0.12
荤	牛肉(瘦)	20.1	96	720	7	0.7	0.01	0.10
素	腐竹	24.0	－	1402	84	5.7	1.02	0.12
荤	甲鱼	17.3	77	439	15	2.5	0.62	0.37
素	花生仁(生)	26.3	－	2285	67	1.9	1.07	0.11
荤	鲤鱼	17.3	83	481	25	1.6	微量	0.10
素	豆腐丝	21.6	－	770	284	0.7	0.05	0.03
荤	乌鱼	19.8	－	385	57	0.5	－	－
素	青豆	37.3	－	1806	250	105.0	0.51	－
荤	黄鳝	18.8	117	347	38	1.6	0.02	0.95
素	扁豆	20.4	－	1396	57	6.0	0.59	－
荤	猪肉(肥瘦)	9.5	128	2428	6	1.4	0.53	0.12
素	黑木耳	10.6	－	1281	357	185.0	0.15	0.55
荤	鸡	21.2	117	464	11	1.5	0.03	0.09
素	蚕豆(带皮)	28.2	－	1314	71	7.0	0.39	0.27
荤	鸭	16.5	80	569	－	－	0.07	0.15
素	豆豉	19.5	－	1004	130	4.2	0.07	0.34
荤	鸡蛋	14.7	680	711	55	2.7	0.16	0.31
素	黑豆	49.8	－	1605	250	105.0	0.51	－

附表3　部分素食的必需氨基酸含量（每100克）

食物项目	缬氨酸（毫克）	亮氨酸（毫克）	异亮氨酸（毫克）	苏氨酸（毫克）	苯丙氨酸（毫克）	色氨酸（毫克）	蛋氨酸（毫克）	赖氨酸（毫克）
稻米（籼）	403	662	245	283	343	119	141	277
稻米（粳）	394	610	257	280	344	122	125	255
糯米	461	658	338	274	381	88	146	233
面粉	454	763	384	328	487	122	151	262
黄豆	1800	3631	1607	1645	1800	462	409	2293
赤豆	1090	1881	799	871	1154	161	243	1603
绿豆	1110	1818	775	784	1179	205	242	1488
蚕豆	1376	2399	1060	1268	1218	211	174	1996
豌豆	1075	1827	796	905	1114	142	164	1352
红薯	64	55	31	37	49	15	15	26
土豆	113	113	70	71	81	32	30	93
红枣（大）	111	116	53	71	71	20	23	38
红枣（小）	99	93	49	60	60	17	20	38
核桃	744	1040	504	499	655	213	211	363
栗子	222	254	143	143	160	61	45	215
榛子	1216	1315	705	670	872	292	253	694

附表4　抗癌"明星"大葱营养成分差异

类型		干物质（%）	可溶性固形物（%）	鲜样粗纤维（%）	可溶性糖含量（%）	维生素C（毫克/克）	蛋白质（毫克/克）	游离氨基酸（毫克/克）	丙酮酸（微摩尔/毫升）
棒状大葱	变幅	9.38~15.65	8.0~15.8	0.65~1.1	6.39~13.78	0.11~0.31	7.98~16.17	0.2~0.54	9.86~15.64
	平均值	13.03	12.17	0.90	9.81	0.21	12.45	0.38	13.01
鸡腿大葱	变幅	10.73~16.79	9.1~15	0.72~1.18	8.64~14.82	0.09~0.28	7.31~15.08	0.26~0.5	10.96~17.79
	平均值	13.41	12.20	0.92	11.67	0.18	12.05	0.35	14.43
分蘖大葱	变幅	12.28~14.48	10~12	0.90~0.92	9.89~10.74	0.18~0.29	12.01~14.77	0.1~0.37	10.7~15.05
	平均值	13.61	11.30	0.92	10.34	0.23	13.74	0.22	12.86
日本大葱	变幅	9.96~10.54	9.0~9.5	0.99~1.23	7.33~8.6	0.13~0.16	6.12~10.53	0.17~0.25	14.17~15.17
	平均值	10.28	9.17	1.07	7.83	0.15	8.99	0.20	14.62

主要参考资料：钟楚桦，刘烨。实用万有数据手册.福州：福建科技出版社.1981.